Nina Wolf
Zurück ins Leben

W0189784

Nina Wolf

Zurück ins Leben

In 12 Schritten aus der Bulimie

Tectum Verlag

Nina Wolf
Zurück ins Leben
In 12 Schritten aus der Bulimie

© Tectum – ein Verlag in der Nomos Verlagsgesellschaft, Baden-Baden 2018
ISBN 978-3-8288-4088-1
E-PDF 978-3-8288-6942-4
E-Pub 978-3-8288-6943-1

Umschlaggestaltung: Tectum Verlag, unter Verwendung des Bildes
218389807 von Lisa S. | www.shutterstock.com
Das Ornament im Innenteil stammt aus dem Bild # 567306817
von Irina Danyliuk | www.shutterstock.com

Druck und Bindung: FINIDR, Český Těšín
Printed in the Czech Republic

Besuchen Sie uns im Internet:
www.tectum-verlag.de

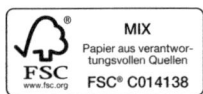

Bibliografische Informationen der Deutschen Nationalbibliothek
Die Deutsche Nationalbibliothek verzeichnet diese Publikation
in der Deutschen Nationalbibliografie; detaillierte bibliografische
Angaben sind im Internet über http://dnb.ddb.de abrufbar.

Für meinen Ehemann, meinen besten Freund
und die Liebe meines Lebens!

Ohne Deine Unterstützung wäre dieses Buch nie entstanden.
Danke für Deine bedingungslose Liebe
und dafür, dass Du immer für mich da bist
und mir jeden Tag aufs Neue zeigst,
wie wertvoll und wunderschön das Leben ist.

Inhalt

Vorwort von Dr. Bärbel Wardetzki

Das Buch, das Sie in der Hand halten, ist die Geschichte einer Frau, die sich nach vielen quälenden Jahren der Ess-Brech-Sucht aus dem Teufelskreis von Essen, Erbrechen und Hungern befreit hat. Es ist ein beschwerlicher Weg mit vielen Rückschlägen und immer wieder neuen Anläufen. Das Buch macht aber auch Hoffnung, dass es möglich ist, die Essstörung zu überwinden. Dabei stützt sich die Autorin auf die zwölf Schritte der OA (Overeaters Anonymous) und FA (Food Addicts in Recovery Anonymous), die auf demselben Konzept aufbauen wie die Anonymen Alkoholiker (AA), die als Begründer der A-Bewegung gelten.

Die OA und die FA sind internationale Selbsthilfegruppen für Menschen mit Ess-Störungen, die all jene unterstützen, die den Wunsch haben, mit dem zwanghaften Essen/Erbrechen aufzuhören. Die Zwölf Schritte enthalten eine Reihe von Grundsätzen, die einen inneren Wandel herbeiführen, wenn man sie befolgt. Sponsoren helfen, diese Grundsätze zu verstehen und anzuwenden. Durch das Praktizieren der Zwölf Schritte, immer nur für einen Tag, erreichen sie eine anhaltende Freiheit von ihrer Ess-Sucht und lernen eine neue Art zu leben.

Die Bulimie ist eine Esserkrankung, bei der die Betroffenen große Mengen an Essen verschlingen und sie anschließend wieder erbrechen. Sie haben massive Angst vor Gewichtszunahme und können das körperliche Völlegefühl nicht ertragen. Das selbstinduzierte Erbrechen scheint die Lösung für diese Probleme zu sein, was jedoch eine Illusion ist, wie eine Betroffene formuliert: »Im Grunde war ich auf der Flucht vor dem Leben und vor mir selbst. Ich flüchtete in Fressorgien, in den Schlaf, in den Scheintod.«

Das Essverhalten ist aus der Kontrolle geraten und von den Betroffenen nicht mehr willentlich steuerbar. Der Teufelskreis aus essen wollen, es sich verbieten, dann zügellos essen und wiederdarben, um nicht zuzunehmen, ist leidvoll. Was sie nicht wahrnehmen wollen, sind die körperlichen Schädigungen, die durch das extreme Essen und vor allem das Erbrechen entstehen. Neben schwerer Karies, Haarausfall und Schwellung der Lymphdrüsen kann es zu Herz- und Nierenfunktionsstörungen kommen, im schlimmsten Fall zu Herz- und Nierenversagen.

Durch die Sucht werden immer häufiger soziale Kontakte vermieden, die Betroffenen ziehen sich in die Isolation zurück und trösten sich mit Ess-Exzessen. Mit der Zeit wird die Situation für sie immer schlimmer, weil sie mehr und mehr vereinsamen, Freundschaften verlieren, nicht mehr arbeiten oder lernen können, keine Freude mehr an Aktivitäten und am Leben finden und nur noch für die Sucht leben.

Bulimie ist eine Suchterkrankung und obwohl das Erbrechen und Hungern keine Suchtstoffe sind, können sie als Droge eingesetzt werden. Es gibt viele Parallelen zu anderen Suchterkrankungen wie Alkohol-, Drogen- oder Medikamentenabhängigkeit, die bei vielen neben der Bulimie zusätzlich auftreten.

Die wesentlichen Suchtmerkmale sind zum einen der Kontrollverlust, der bei der Bulimie in der Unfähigkeit besteht, mit dem zwanghaften Überessen und Entleeren (Erbrechen, Abführmittel, Fasten) aufzuhören. Eine willentliche Kontrolle ist nicht mehr möglich, alle Versuche (Versprechen, Essenspläne, Vorsätze etc.) scheitern und subjektiv werden Essen und Erbrechen als Zwang, als Besessenheit erlebt. Es liegt hier der verzweifelte Kampf gegen das Essen vor, der täglich immer wieder verloren wird und der an den Kampf des Alkoholikers gegen die Flasche erinnert.

Das zweite Suchtmerkmal ist die Herstellung eines Rauschzustandes durch Essen, Erbrechen oder Fasten. Er äußert sich in einem Gefühl des »Highseins«, der Betäubung und der anschließenden »Katerstimmung«. Desweiteren bekommt die Droge Essen neue Funktionen: Sie wird zur Ersatzbefriedigung, zum Gefühlsdämpfer und Lebensbewältiger. Dabei verliert das Essen seine ursprüngliche Funktion als Lebensmittel. Essen und Erbrechen werden als »Problemlöser« in Situationen eingesetzt, die für die Betroffenen scheinbar unlösbar sind. Sie helfen vorübergehend, weil sie Spannungen abbauen, eine kurze Zufriedenheit hervorrufen und die Wirklichkeit für einige Zeit ausblenden. Aber hinterher leiden die an Bulimie Erkrankten meist mehr als vorher. Magenschmerzen, Brennen im Hals, Müdigkeit, Kreislaufprobleme, Schlappheit, dumpfer Kopf, innere Leere und massive Schuldgefühle sind die Folge. Sie fühlen sich deprimiert, halten sich für schlecht, wertlos, haltlos und schmutzig. »Was hat das Leben für einen Sinn, wozu soll das alles gut sein, ach wäre ich doch gar nicht da.« Viele Bulimikerinnen haben in solchen Momenten Selbstmordgedanken oder unternehmen Selbstmordversuche. In der Tat sterben viele Bulimikerinnen durch Suizid.

Die körperliche Abhängigkeit von einem Stoff hat zur Folge, dass ein einziger Rückfall die ganze Suchtkrankheit erneut in Gang setzen kann. Auch bei der Bulimie kann man oft eine körperliche Abhängigkeit von Zucker, Weißmehl und/oder Fett beobachten.

Wie bei einem Alkoholiker sollte der Suchtstoff daher am besten völlig gemieden werden. Eine Betroffene beschreibt es folgendermaßen:

»Ich meide Zucker wie die Pest, weil ich mir durchaus der Gefahr bewusst bin, dass ein erneuter Konsum mich komplett wieder in den Sumpf der Bulimie zurückwerfen würde. Von daher vergleichen wir es tatsächlich mit dem Alkoholiker, der immer nur einen Schluck entfernt ist von dem nächsten Rückfall.«

Bulimikerinnen reagieren gewöhnlich auf Rückfälle mit Selbstanklagen und -beschimpfungen. Sieht man Rückfälle jedoch als Ausdruck eines Mangelzustandes, eines unbefriedigten Bedürfnisses oder ungelösten Problems, als einen Hunger auf einer anderen Ebene, ist es möglich, konstruktive Lösungswege zu suchen und den zugrunde liegenden Hunger zu stillen.

Das »eigentliche« Problem liegt jedoch nicht im Essen/Erbrechen oder Hungern, sondern in einem brüchigen Selbstwert. Das Selbstwertgefühl von Bulimikerinnen ist in der Regel nicht stabil, sondern unterliegt starken Schwankungen zwischen dem Pol der Grandiosität (»Ich bin die Tollste«) und dem der Depressivität (»Ich bin nichts wert, dick, hässlich«). Ihr Grundgefühl ist Wertlosigkeit, Hilflosigkeit und Depression. Ihre Selbstachtung erreichen sie hauptsächlich über äußere Merkmale, wie ein niedriges Gewicht, gutes Aussehen, Leistung, Perfektionismus und Überanpassung an ihre Umgebung

Ihre Grandiosität zeigt sich in dem Wunsch nach ständiger Bewunderung und dem Gefühl, ohne diese nicht leben zu können. Die Bewunderung glaubt die Betroffene aber nicht für ihre Person zu erhalten, weil sie so ist, wie sie ist, sondern für ihre Schönheit, schlanke Figur, Leistungsfähigkeit, Intelligenz oder andere Fähigkeiten. Und nur diese Eigenschaften schätzt sie selbst an sich. Droht nun der Verlust der Bewunderung oder tritt dieser zum Beispiel ein bei Trennung vom Freund oder bei Kritik, dann kann es zum Zusammenbruch des Selbstwertgefühls kommen, begleitet von einer depressiven Reaktion mit Minderwertigkeitsgefühlen. Doch sogar geringere Anlässe können das Selbstwertgefühl von Bulimikerinnen stören. So kann beispielsweise die Ablehnung einer gemeinsamen Unternehmung Anlass zu tiefer Kränkung sein, oder ein gutes, aber nicht brillantes Ergebnis in der Arbeit zu einem beißenden Gefühl des Versagens führen. Auch ein paar Gramm Gewichtszunahme können ein tiefes Gefühl der Minderwertigkeit hervorrufen.

Um die Bulimie zu überwinden, bedarf es zuerst der Einsicht in die Krankheit und des Erlebens des individuellen Tiefpunktes. »Ich bin es leid zu leiden und daher bereit, einen steinigen Weg zu gehen.« Der Einstieg in die Abstinenz erfolgt für Viele über das Stoppen des Erbrechens, weil das leichter ist, als das Essen zu kontrollieren. Manchen helfen Essenspläne, die ihnen eine Struktur geben, andere brauchen die Erlaubnis, alles essen zu dürfen, was ihnen schmeckt. Therapie oder die Unterstützung durch OA-/FA-Gruppen ist unerlässlich. Der Vorteil von Selbsthilfegruppen ist, dass in ihnen lauter »Fachleute« sitzen, die genau wissen, worauf es ankommt.

»Nur du allein schaffst es, aber du schaffst es nicht allein«
ist der Spruch der Anonymen Gruppen.

Dr. Bärbel Wardetzki

Beim Kotzen erwischt

Die Bulimie ist eine heimtückische Krankheit. Sie ist verschlagen, trügerisch und mächtig. Vor mehr als 25 Jahren schlich sie sich in mein Leben und blieb seitdem meine treue Begleiterin. Ein Vierteljahrhundert hing ich über den Kloschüsseln dieser Welt. Und ich kannte sie alle – ich wusste, wo man in Ruhe kotzen kann und wo die Gefahr, erwischt zu werden, am größten ist.

Erwischt wurde ich in all den Jahren noch nie. Bis zu diesem schicksalhaften Tag im September, der mir – rückblickend betrachtet – wahrscheinlich das Leben gerettet hat.

Ich war mal wieder bei meinem bevorzugten McDonald's in München. Hier war es immer sehr laut, und die Musik, die im Hintergrund lief, übertönte die Kotzgeräusche. Das war sehr praktisch – auch wenn ich mit der Zeit gelernt hatte, mich so gut wie lautlos zu übergeben. Diesmal war es mir jedoch nicht gelungen, nach dem Erbrechen alle Spuren zu verwischen, was mir unendlich peinlich war. Ich fühlte mich ertappt, als die nächste Kundin auf die Toilette wollte und unsere Blicke sich trafen. Am liebsten wäre ich im Boden versunken. Jahrzehntelang war es mir gelungen, meine Bulimie geheim zu halten, und jetzt sollte ich auffliegen, nur weil das Klopapier ausgegangen war? Wie konnte mir das nur passieren? Normalerweise prüfte ich im Vorfeld sehr sorgfältig, ob die Spülung funktionierte, ob genug Papier da war und ob ich etwas dabeihatte, um die Gerüche zu neutralisieren. Ich prüfte auch bei jeder öffentlichen Toilette, wie hoch die Lücke zum Boden ist und ob man von außen sehen konnte, dass meine Füße falsch herum standen. Wie konnte ich auf einmal so nachlässig werden? Mit hochrotem Kopf ging ich an der Frau vorbei und wollte einfach nur weg.

»Ich kann dir helfen«, sagte sie mit ruhiger, fester Stimme, bevor ich mich verdrücken konnte.

Ich blieb wie angewurzelt stehen.

»Bitte was?«, stammelte ich, meinen Blick immer noch auf den Boden gerichtet. Ich traute mich nicht, ihr in die Augen zu schauen.

»Ich weiß, was du durchmachst, weil ich auch durch diese Hölle gegangen bin.«

Grundgütiger! Was für eine peinliche Situation! Am liebsten wäre ich in dem Moment einfach nur tot umgefallen. Aber die Frau klang irgendwie vertrauenswürdig, so dass ich (nach einer gefühlten Ewigkeit) aus meiner Starre erwachte. Langsam, ganz langsam hob ich meinen Kopf und schaute sie verlegen an. Sie hatte große blaue Augen, die eine unglaubliche Ruhe ausstrahlten. »Was für ein intensives Blau«, ging mir in dem Moment durch den Kopf.

»Ich war richtig am Boden, eigentlich war ich schon tot«, fuhr sie fort. »Zum Schluss wog ich nur noch 37 Kilo«, sagte sie (und die Frau war groß, 1,75 m würde ich schätzen). »Eine trockene Alkoholikerin hat mir im letzten Moment das Leben gerettet.«

Ich verstand nur Bahnhof. Was wollte diese Frau von mir, ich hatte doch gar kein Alkoholproblem?! Ganz im Gegenteil, ich trank so gut wie nie Alkohol. Die ganze Situation war irgendwie konfus. Ich stand da und wusste gar nicht, was ich sagen sollte. Die Frau kramte in ihrer Handtasche und holte eine Visitenkarte heraus.

»Wenn du reden möchtest, ruf mich an.«

»Warum sollte ich … Ich kenne Sie doch gar nicht …«, stotterte ich verlegen, aber sie fuhr fort:

»Ich habe 15 Jahre Bulimie und Magersucht hinter mir und ich durfte vor zwei Jahren einen einfachen, aber sehr wirkungsvollen Weg kennen lernen, um wieder gesund zu werden«.

»Ha! Da habe ich aber zehn Jahre länger durchgehalten!«, war mein erster Gedanke. Für einen Moment fühlte ich mich ihr überlegen, so bescheuert sich das auch anhören mag. Ich war nach all den Jahren immer noch der Meinung, dass ich jederzeit mit den Fressorgien aufhören könnte, wenn ich nur wollte. Blöderweise ging es mir auch nach so vielen Jahren mit der Bulimie immer noch relativ gut, so dass ich gar keine Veranlassung sah, irgendwas an der Situation zu ändern. Ich konnte essen, was ich wollte, und hatte trotzdem eine super Figur, um die mich jeder beneidete. Was will man mehr? Außerdem war ich überzeugt davon, dass alle schlanken Frauen nach dem Essen kotzen gehen, wie sollte man denn sonst so dünn bleiben?

Die Frau mit den blauen Augen hieß Christiane, wie ihre Visitenkarte verriet. Aus den Augenwinkeln scannte ich sie ab – ich musste mich immer mit den anderen vergleichen, um eine Bestätigung zu bekommen, dass ich die bessere Figur hatte. Blöderweise war Christiane eine hübsche, schlanke Frau, die zudem noch mindestens 10cm größer war als ich. »Und diese Figur kann man mit normalem Essen halten? Nie im Leben, die kotzt doch heimlich!«

Als hätte sie meine Gedanken erraten, sagte sie: »Meinen letzten Rückfall hatte ich vor anderthalb Jahren und heute weiß ich, dass ich es nie wieder machen werde. Ich brauche das Kotzen nicht mehr. Ich muss auch nicht mehr hungern oder exzessiv Sport machen. Es hat einfach aufgehört.«

»Ich glaube dir kein Wort!«, dachte ich, als ich ihre Visitenkarte in meine Hosentasche schob. »Das hört nicht einfach so auf … Ich habe es oft genug versucht und in all den Jahren nicht einmal 24 Stunden am Stück durchgehalten.«

»Ich muss jetzt los«, murmelte ich, drehte mich um und ging zur Tür.

»Wie heißt Du?«, rief sie noch hinter mir her.

»Ist nicht so wichtig«, erwiderte ich, ohne sie noch mal anzuschauen. »Wir werden uns sowieso nicht wiedersehen.«

Wie sehr ich mich doch täuschen sollte …

Nach dieser seltsamen Begegnung ging ich schnurstracks zum nächsten Bäcker. Mein Magen war ja wieder leer und ich spürte einen enormen Essdruck. Zwei Butterbrezn und drei Schokocroissants sollten die erste Gier stillen. Damit die Verkäuferin nicht glaubte, ich würde alles für mich kaufen, bat ich sie »ganz beiläufig« mit einem unschuldigen Lächeln im Gesicht, die Bestellung separat zu verpacken: »Die Brezn können zusammen in eine Tüte, bei den Croissants bitte einmal zwei und einmal eines separat verpacken. Dann kann ich es gleich richtig abgepackt unter den Kollegen verteilen …«»Ach ja, und für mich dann bitte noch eine Käsestange!«, fügte ich noch schnell hinzu.

Das Lügen gehörte mittlerweile zu meinem Alltag. Nur so konnte ich mein perfektes Doppelleben aufrechterhalten. In meinem Umfeld hatte niemand auch nur den leisesten Schimmer, zu was für einem Monster ich mutierte, wenn die Gier nach Essen mal wieder übermächtig wurde. Ich spielte allen etwas vor: meiner Familie, meinem Freund, meinen Arbeitskollegen und den wenigen Freunden, die ich noch hatte.

Meine Mittagspause war fast um. Auf dem Weg zur Arbeit schlang ich die Butterbrezn und die Käsestange herunter. Die Schokocroissants würde ich dann gleich im Büro essen und dabei ganz beiläufig über die viel zu kurzen Pausen schimpfen, in denen man nicht einmal zum Essen kommt, wenn man vorher noch was bei der Bank erledigen muss …

Blöderweise hatte ich zu wenig getrunken, so dass es mir richtig schwerfiel, alles wieder zu erbrechen. Panik überfiel mich! Ich hatte gleich eine Besprechung und wusste, dass es danach zu spät sein würde. Wenn die Verdauung einmal losging, brannte beim Kotzen die Magensäure in der Speiseröhre viel zu sehr. Ich musste alles so gut es ging noch vor dem Termin loswerden! Ich nahm eine Wasserflasche mit aufs Klo und quälte mich fast 20 Minuten ab, bis ich das Gefühl hatte, dass alles draußen ist. Danach war ich so fertig, dass ich mich am liebsten in mein Bett verkrochen hätte. Aber ich musste ja funktionieren, also beseitigte ich alle Spuren, putzte mir die Zähne, zog den Lippenstift nach und ging in die Besprechung, als sei nichts gewesen.

Noch während des Meetings malte ich mir aus, was ich nachher auf dem Heimweg alles essen würde. Bevor mein Freund nach Hause kommt, könnte ich noch eine Ess-Brech-Orgie einschieben, so dass wir im Anschluss gemeinsam zu Abend essen könnten …

Immer wenn ich mit anderen gemeinsam aß, nahm ich nur ganz kleine Portionen zu mir. In meinem Umfeld glaubten alle, ich sei sehr gesundheitsbewusst und achte pingelig auf meine Ernährung. Wenn die wüssten …

Nach Feierabend fuhr ich wie so oft in den Supermarkt und kaufte ganz viel Süßigkeiten, vor allem Eis. Eis war perfekt, da es fast von alleine wieder rauskam. Natürlich habe ich immer darauf geachtet, dass ich jeden Tag in einem anderen Supermarkt einkaufen war, sonst würde es ja auffallen. Ich kaufte jedes Mal so viel ein, dass ich damit eine vierköpfige Familie eine Woche lang hätte ernähren können. Nicht auszudenken, wenn die Kassiererin herausgefunden hätte, dass das alles für mich alleine war!

Ich legte sehr viel Wert darauf, was andere über mich dachten. Mein Selbstwertgefühl stand und fiel in dem Maße, in dem ich von anderen beneidet und bewundert wurde. Deswegen hatte ich eine perfekte Fassade aufgebaut: Nach außen hin war ich die gut aussehende, erfolgreiche Geschäftsfrau, eine Sportskanone und liebevolle Partnerin. Nichts davon stimmte. Meinen Job konnte ich nur so gut erledigen, weil ich unzählige Überstunden machte, Sport machte ich nur, um das abzutrainieren, was beim Kotzen nicht rausgekommen war, und meinen Freund betrog ich nach Strich und Faden. Eigentlich führte ich ein total erbärmliches Leben … Aber ich habe mich in all den Jahren so gut damit arrangiert, dass ich keine Veranlassung sah, etwas an meinem Leben zu ändern.

Während der Heimfahrt musste ich kurz an die seltsame Begegnung auf der McDonald's-Toilette denken.

»Ich kann dir helfen«, hatte die Frau gesagt.

Ja klar. Was glaubte sie eigentlich, wer sie war? Es ist ja nicht so, dass ich in all den Jahren nicht versucht hätte, aus dieser Hölle herauszukommen. Im Gegenteil! Ich hatte schon mehrere Psychologen verschlissen, hatte es sogar mit Hypnose, Heilpraktiker, Familienaufstellung, Kinesiologie und was weiß ich nicht alles versucht. Vergeblich. Mir konnte keiner mehr helfen, dafür hing ich schon zu lange drin.

Ich vergaß die Frau relativ schnell und lebte so weiter wie bisher.

Der Tiefpunkt

Zwei Monate nach der Begegnung mit Christiane, kurz nach meinem 40. Geburtstag, hatte ich einen ganz schlimmen Absturz. Ich hatte mich derart vollgefressen, dass ich aussah, als wäre ich im neunten Monat schwanger. Mit letzter Kraft konnte ich mich zur Toilette schleppen, aber es kam kaum etwas raus. Panik überfiel mich. Ich hatte regelrecht Todesangst, weil ich dachte, dass mein Magen jeden Moment platzen würde. Ich war wie gelähmt vor Schmerzen.

Stundenlang versuchte ich verzweifelt, mich zu übergeben. Zum Schluss spuckte ich nur noch Blut und brach schließlich total erschöpft über der Toilette zusammen. Wie lange ich dort so lag, weiß ich heute nicht mehr. Irgendwann kam mein Freund nach Hause und fand mich in diesem jämmerlichen Zustand. Er war mit der Situation total überfordert. Ich auch. Er wollte unbedingt den Rettungsdienst rufen, was mich total in Panik versetzte. Mir war das alles todespeinlich. Lieber würde ich sterben, als zuzugeben, was wirklich passiert ist.

»Alles gut«, stammelte ich, »mir geht's schon wieder besser. Ich habe wohl was Falsches gegessen.«

Ich rappelte mich auf und versuchte, das Fenster aufzumachen. Es stank furchtbar nach Erbrochenem und ich schämte mich in Grund und Boden dafür, dass Jan mich so gesehen hatte. Ich befand mich mitten in dem schlimmsten Albtraum, den ich mir vorstellen konnte.

Jan stand immer noch da und wusste nicht so recht, was er von der Situation halten sollte, während ich anfing, die Fliesen sauber zu machen.

»Lass mich bitte alleine«, sagte ich leise, aber bestimmt.

Er machte keine Anstalten zu gehen.

»Bist du sicher, dass …«

»Jan, RAUS!« Ich verlor die Beherrschung, knallte ihm die Tür vor der Nase zu und fing vor lauter Wut und Verzweiflung fürchterlich an zu weinen.

In dem Moment musste ich an die Worte meiner letzten Psychologin denken. Es war mein fünfter oder sechster Therapieversuch, und als sie in der ersten Sitzung fragte, was sie für mich tun könnte, erzählte ich ihr meine Geschichte. Ziemlich emotionslos, als würde ich über jemand anderen sprechen. Ich war mit den Jahren ziemlich abgestumpft. Bisher konnte mir niemand helfen, warum sollte es bei dieser Frau anders sein? Als hätte sie meine Gedanken erraten, sagte sie mit ruhiger Stimme:

»Ich kann leider nichts für Sie tun, Frau Wolf. Offensichtlich ist Ihr Leidensdruck noch nicht groß genug.«

»Wie bitte?!« Ich dachte, ich höre nicht richtig.

»Sie haben sich mit der Essstörung anscheinend so gut arrangiert, dass Ihnen jegliche Bereitschaft dazu fehlt, etwas dagegen zu unternehmen. So lange sie es nicht wirklich wollen – und ich meine *wirklich* wollen –, wird Ihnen niemand helfen können.«

Ich spürte, wie ich wütend wurde.

»Was weißt du denn schon von mir, du Psychotante?«, dachte ich insgeheim. »Du hast doch gar keine Ahnung, wie es mir wirklich geht.«

Dennoch bedankte ich mich höflich und verließ die Praxis. Um mich abzureagieren, ging ich schnurstracks in das nächste McDonald's, kaufte fünf Cheeseburger, fünf Hamburger und ein 20er-Paket Chicken McNuggets. Während ich zahlte, tat ich so, als würde ich jemanden suchen und stammelte etwas wie: »Wo sind denn die anderen schon wieder?« Nicht, dass der Verkäufer noch dachte, ich würde das alles alleine verschlingen.

Ich verschlang alles alleine und spülte es mit viel Cola runter. Die Befriedigung beim Verschlingen der Burger versetzte mich in einen rauschartigen Zustand. In dem Moment vergaß ich alles um mich herum – es gab keine Sorgen mehr, keine Ängste, keine Traurigkeit.

Für einen kurzen Moment wurde die Leere gestopft. Aber eben nur für einen kurzen Moment. Sobald ich alles aufgefuttert hatte, machte sich Panik in mir breit. Ich musste so schnell wie möglich einen Platz finden, um alles zu erbrechen, bevor mein Magen mit der Verdauung anfing und dann alles auf meiner Hüfte landete. In einem Kaufhaus ging ich dann schnurstracks auf die Kundentoilette, um alles wieder loszuwerden. Das war meine Art, Probleme zu lösen und Dampf abzulassen. Wie sehr ich tatsächlich darunter litt, war mir nicht bewusst.

Mein Leidensdruck sei noch nicht groß genug, sagte die Psychologin. Was musste denn noch alles passieren? Ich litt doch wie ein Hund und war buchstäblich am Boden, tiefer konnte ich kaum noch sinken. Beim Kotzen erwischt zu werden, war für mich der absolute Super-GAU. Mir fiel wieder die Frau ein, die mich vor zwei Monaten auf der McDonald's-Toilette erwischt hatte. Wie hieß sie doch gleich? Christine? Christiane? Ich hatte doch irgendwo eine Karte von ihr … Oder hatte ich sie weggeworfen? Was hatte ich damals an? Panisch begann ich, in meinem Schrank zu wühlen und alle Hosentaschen zu durchsuchen. Jan war immer noch total verunsichert und stand fragend an der Schlafzimmertür:

»Nina, ich mache mir Sorgen …«

Ich hatte jetzt keine Lust auf Diskussionen und erwiderte barsch: »Ich habe doch gesagt, dass alles in Ordnung ist, jetzt lass mich doch einfach in Ruhe!«

Beleidigt schnappte er seine Jacke und die Autoschlüssel, knallte die Türe zu und verschwand. Er würde jetzt wahrscheinlich wieder zu seinem Kumpel fahren, sich dort die Birne zuknallen und gemeinsam mit ihm die »Verstehe mal einer die Frauen«-Nummer ausbreiten. Soll er doch, Hauptsache, ich habe jetzt meine Ruhe. Manchmal erschreckte ich mich selber vor meiner eigenen Gefühlskälte. Anscheinend hat Jan sich wirklich Sorgen gemacht, und ich trampelte – wie so oft – auf seinen Gefühlen herum. Ich konnte sowieso nicht verstehen, warum er mit mir zusammen war.

»Da ist sie!«, rief ich erfreut, als ich die Visitenkarte in meiner Hosentasche fand.

Und nun? Nervös drehte ich die Karte zwischen meinen Fingern immer wieder um, bis ich plötzlich einen Entschluss fasste: »Ich rufe diese Frau jetzt an, und wenn es das Letzte ist, was ich tue!«

Viermal habe ich die Nummer gewählt und sofort wieder aufgelegt. Ich konnte doch nicht mit einer wildfremden Frau, die mich zudem auch noch beim Kotzen erwischt hatte, über meine große Lebenslüge sprechen?!

Oder vielleicht doch?

Sie sagte, dass sie dasselbe durchgemacht hätte und dass sie mir helfen könnte. Was hatte ich zu verlieren? »Ich kann mir ja zumindest mal anhören, wie sie es geschafft hat …« Ich nahm meinen ganzen Mut zusammen und ließ es zum fünften Mal klingeln.

Diesmal legte ich nicht auf.

»Hallo?«

Das war sie! Ich hatte die Stimme sofort wiedererkannt.

»Hallo? Wer ist denn da?«

Ich brauchte noch ein paar Atemzüge, um überhaupt einen Ton herauszubringen.

»Hallo, hier ist Nina«, flüsterte ich fast lautlos in den Hörer.

»Wer ist da? Ich kann dich kaum verstehen.«

Reiß dich zusammen Nina, die Frau wird dir schon nicht den Kopf abreißen!

»Hier ist Nina. Wir haben uns vor ein paar Monaten bei … ähm … McDonald's kennen gelernt.«

Stille auf der anderen Seite.

»Bist du noch da?«, fragte ich verlegen.

»Ja, ja, ich bin noch dran, aber ich kann dich leider nicht zuordnen. Hilf mir mal auf die Sprünge«, bat Christiane.

»Ähm … wir haben uns auf der Damentoilette kennen gelernt. Du hattest mir deine Visitenkarte gegeben und gesagt, dass du mir helfen könntest«, murmelte ich verlegen.

»Ja, jetzt erinnere ich mich! Du bist die hübsche junge Frau mit den langen blonden Haaren und den großen, traurigen Reh-Augen, nicht wahr?«

»Ich … ähm …«

Ich bekam keinen vernünftigen Satz zustande, was war nur mit mir los?

»So jung bin ich nun auch nicht mehr«, versuchte ich die Situation aufzulockern.

Eine blödere Antwort ist mir nicht eingefallen. Ich war total verwirrt. Nach so vielen Wochen konnte sich die Frau sogar noch an die Traurigkeit in meinen Augen erinnern!

»Nina heißt du also. Wie schön, dass du dich meldest! Wie geht's dir?«

Sie schien sich wirklich zu freuen, dass ich angerufen hatte. Irgendwie konnte ich sie nicht anlügen.

»Naja, in Anbetracht der Tatsache, dass mein Freund mich vorhin auf der Toilette erwischt hat …«

Ich konnte nicht weiterreden, der Kloß in meinem Hals wurde immer größer und ich hatte Mühe, die Tränen zurückzuhalten.

»Er weiß nichts von Deiner Krankheit?«, fragte sie sanft.

»Keiner weiß davon«, antwortete ich, während ich meine Nase putzte. »Und das soll auch so bleiben. Er glaubt, dass ich etwas Schlechtes gegessen habe und mich deswegen übergeben musste.«

»Und wie fühlt sich das jetzt für dich an?«, fragte sie weiter.

»Was für eine Frage. Beschissen natürlich!«, war meine spontane Antwort. Ich räusperte mich und fuhr fort: »Du hast gesagt, dass du mir helfen kannst. War das ernst gemeint?«

»Ich kann dir nur helfen, wenn du dir helfen lassen willst. Möchtest du wirklich ernsthaft etwas an deinem Leben ändern?«

Ich schwieg, weil ich ihr keine spontane Antwort geben konnte.

»Pass auf, ich mache dir einen Vorschlag«, sagte Christiane. »Wenn du magst, können wir uns gerne mal treffen und ich erzähle dir, wie ich es geschafft habe, wieder normal zu essen.«

»Und du behältst wirklich alles, was du isst, bei dir?« Das war für mich immer noch unvorstellbar.

Sie lächelte.

»Ja, das tue ich. Ich esse mit Genuss und ich lebe ein zufriedenes, glückliches Leben.«

»Und das geht so einfach?«, hakte ich nach.

»Es ist einfach, ja. Aber nicht leicht. Wie heißt es so schön bei den Anonymen Alkoholikern: ›Nur du alleine kannst es schaffen, aber alleine schaffst du es nicht.‹«

»Ich trinke überhaupt keinen Alkohol«, protestierte ich.

»Ich auch nicht«, erwiderte Christiane. »Aber wir können sehr viel von den Anonymen Alkoholikern lernen. Sie haben ein sehr mächtiges Genesungsprogramm«.

Jetzt war ich richtig neugierig und konnte es kaum erwarten, mehr zu erfahren. »Können wir uns gleich treffen?«, fragte ich erwartungsvoll.

Zum Glück hatte Christiane gerade Zeit und wir verabredeten uns spontan zu einem Spaziergang im Englischen Garten. Ich schrieb noch schnell einen Zettel für Jan, damit er wusste, wo ich bin, und machte mich auf den Weg.

Tausend Gedanken gingen mir durch den Kopf. Konnte ich das, was Christiane geschafft hatte, auch schaffen? War ich wirklich bereit, mich von meiner treuen Freundin, der Bulimie, zu trennen? Ich konnte mir einfach nicht vorstellen, wie mein Leben ohne sie aussehen könnte. Essen gab mir alles. Mehr als jeder andere Mensch mir je geben konnte. Wenn ich aß, fühlte ich mich geborgen. Das Essen war immer da, es konnte mich immer trösten, es gab keine Widerworte und es füllte die unendliche Leere in mir. Das Erbrechen gehörte einfach dazu, ein notwendiges Übel, um nicht zuzunehmen. Ich lebte nur noch, um zu essen und zu kotzen. Für mich gab es kein Leben zwischen den Mahlzeiten. Doch lebte ich tatsächlich noch oder atmete ich nur? Es fühlte sich nicht mehr nach Leben an und irgendwann hatte ich vergessen, wie es war zu leben …

· ◆ ◆ ◆ ◆ ◆ ◆ ◆ ·

Es war ein wunderschöner Herbsttag, fast schon zu warm für diese Jahreszeit, stellte ich mit Verwunderung fest. Normalerweise fiel mir so etwas gar nicht auf.

Christiane war schon da.

»Hallo Nina, schön dich wiederzusehen«, sagte sie mit einem breiten Lächeln und umarmte mich ganz fest. Etwas steif erwiderte ich die Umarmung. Ich war es nicht gewohnt, Gefühle zu zeigen.

»Du hast mich mit deinem ›Wunder-Programm‹ echt neugierig gemacht«, sagte ich nach einem kurzen Small Talk. »Jetzt erzähl mal, was es mit den Anonymen Alkoholikern auf sich hat.«

»Weißt du«, fuhr Christiane fort, »ich litt so viele Jahre an Magersucht und Bulimie, dass ich schon gar nicht mehr an eine Heilung glaubte. Das änderte sich schlagartig, als mir klar wurde, dass ich in dreifacher Hinsicht krank war: körperlich, geistig und seelisch. Demzufolge war eine vollständige Genesung nur möglich, wenn ich mich mit allen drei Ebenen auseinandersetzte. Vernachlässigte ich einen dieser Aspekte, waren Rückfälle vorprogrammiert.«

»Was erzählt die denn da für eine verquirlte Scheiße?«, dachte ich spontan. Aber ich war nach wie vor neugierig und wollte unbedingt wissen, mit welcher Methode sie es geschafft hatte, wieder normal zu essen.

»Die Anonymen Alkoholiker haben ein 12-Schritte-Programm entwickelt, mit dessen Hilfe unzählige Alkoholsüchtige trocken geworden sind. Und dieses Programm kann man eins zu eins aufs Essen und alle anderen Süchte übertragen«, erklärte Christiane geduldig.

»Und was muss man da genau machen?«, fragte ich skeptisch. »Eine neue Diät?«

Christiane schmunzelte. »Nein, keine Diät, kein Sportprogramm, keine Waage. Vergiss alles, was du bisher versucht hast.«

Ich schaute sie ungläubig an. Irgendwie wusste ich noch nicht, was ich davon halten sollte.

Als hätte sie meine Unsicherheit gespürt, erwiderte sie: »Wenn du möchtest, arbeite ich mit dir die zwölf Schritte durch. Ich zeige dir, wie es bei mir funktioniert hat. Wie ich und viele andere mit Hilfe des Programms wieder gesund geworden sind. Und wie du es auch schaffen kannst. Was hast du zu verlieren?«

Sie hatte recht. Ich war am Ende. Tiefer konnte ich nicht mehr fallen. Alles, was ich bisher probiert hatte, endete in einem Rückfall. Schlimmer konnte es nicht mehr werden, also stimmte ich zu. Voller Tatendrang wollte ich wissen, was nun zu tun sei.

»Mir hat es geholfen, als Erstes *nüchtern* zu werden. Nur so konnte ich mich voll auf das Programm konzentrieren«, sagte Christiane.

»Und was bedeutet das genau?«, wollte ich wissen.

»Das bedeutet, dass du damit aufhören musst, all die verrückten Dinge mit dem Essen zu tun, die dich daran hindern, ein glückliches und zufriedenes Leben zu führen. Also kein Hungern, kein Überessen und kein Kotzen mehr«, war Christianes knappe Antwort.

»Sehr witzig«, erwiderte ich. »Was glaubst du, wie viele Ärzte, Therapeuten und Wunderheiler ich schon verschlissen habe, und keiner konnte mir helfen, auch nur einen Tag ohne Kotzen zu überstehen. Und jetzt soll ich einfach so damit aufhören?« Wie bekloppt war das denn?

»Die Arbeit mit deinen Therapeuten war sicher sehr wichtig, damit du verstehst, woher deine Bulimie kommt«, erwiderte Christiane. »Aber dieses Verständnis wird dir nicht dabei helfen, nüchtern zu werden. Vor dir liegt ein langer innerer Heilungsprozess, dem die Nüchternheit *vorangehen* muss, nicht ihm folgen. Das war eine der wichtigsten Lektionen, die ich gelernt habe. Ein Alkoholiker kann nicht nüchtern werden, wenn er mit dem Trinken weitermacht. Genauso wenig können wir normal essen, wenn wir mit dem Hungern oder Kotzen weitermachen. Eigentlich logisch, oder?«

»Natürlich ist das logisch«, brummte ich. »Aber ich kann doch nicht einfach so auf Knopfdruck damit aufhören. Wie stellst du dir das vor?«

»Weißt Du«, fuhr sie fort, »es gibt keinen großen Unterschied zwischen einem zwanghaften Esser und einem Alkoholiker. Wir müssen alle trinken und wir müssen alle essen. Nur kann ein Alkoholiker eben keinen Alkohol trinken und ein Esssüchtiger keine bestimmten Lebensmittel zu sich nehmen. Es bringt absolut nichts, wenn wir versuchen, mit der Sucht umzugehen – das führt in eine Sackgasse und der nächste Rückfall ist vorprogrammiert. Glaubst du, dass ein Alkoholiker lernen kann, eine angemessene Menge Alkohol zu sich zu nehmen? Oder dass ein Junkie lernen kann, vernünftig mit Heroin umzugehen? Genauso wenig können wir lernen, mit unserem Suchtstoff vernünftig umzugehen. Wir können von der Sucht nur genesen, wenn wir komplett auf unser Suchtmittel verzichten.«

Ich schaute sie ungläubig an und zuckte mit den Schultern. »Super, dann höre ich einfach auf zu essen und schon habe ich keine Probleme mehr mit der Bulimie. Da ist was Wahres dran«, erwiderte ich mit einer Portion Sarkasmus.

Das ging mir nicht in den Kopf. Natürlich hörte sich das logisch an – bezogen auf Drogensüchtige, Alkoholiker, Spielsüchtige, Raucher ... Sie alle können ohne ihr Suchtmittel leben, aber meine Droge ist das Essen. Wie sollte ich denn bitte darauf verzichten?

»Es ist ja nicht das Essen an sich, sondern nur bestimmte Lebensmittel, auf die unser Körper allergisch reagiert«, erwiderte Christiane. »Bulimikerinnen sind körperlich und seelisch abhängig von Zucker, Weißmehl und/oder Fett. Jeder muss für sich selber herausfinden, welche Nahrungsmittel bei ihm als Suchtauslöser fungieren. Bei mir ist es ganz klar der Zucker. Er war immer mein Seelentröster und irgendwann wurde ich – wie ein Alkoholiker – auch körperlich abhängig. Sobald ich Zucker zu mir nehme, reagiert mein Körper allergisch in Form von Gier. Ich kann dann einfach nicht mehr aufhören, wahllos alles in mich hineinzustopfen. Und ich kann nicht aufhören, immer wieder damit anzufangen. Die einzig logische Konsequenz für mich war, ausnahmslos auf Zucker zu verzichten. Und damit fing meine Heilung an. Aber in dem Programm geht es um so viel mehr, als lediglich das Kotzen oder das Hungern aufzugeben. Es geht darum, uns ein neues Leben aufzubauen. Doch bevor wir damit anfangen können, müssen wir wieder anfangen, normal zu essen.«

Ich versuchte, die Worte auf mich wirken zu lassen. Aber sie erreichten mich nicht wirklich. Ein Leben ohne Fressen, Kotzen und Hungern war für mich unvorstellbar. Für mich war klar, dass ich ohne meine Bulimie maßlos zunehmen würde. Und das konnte ich nicht zulassen. Ich war so stolz auf meine Figur, um die mich alle beneideten. Mein ganzes Leben drehte sich darum. Für mich war es wichtiger, schlank zu sein, als geliebt zu werden. Jeden Morgen bestimmte die Waage, ob es ein guter Tag wird oder nicht. Hatte ich im Vergleich zum Vortag etwas zugenommen, bekam ich Panik und aß einfach nichts mehr. Bis dann der Heißhunger so groß wurde, dass ich alles in mich hineinstopfte, was mir in die Finger kam. Ich liebte dieses Hochgefühl, was ich dabei hatte, es war in der Tat wie ein Drogenrausch. Und ich konnte mich ja richtig gehen lassen, weil ich im Anschluss alles wieder erbrechen würde. Naja, nicht ganz. Ich habe mal gelesen, dass der Körper nicht zulässt, dass alles wieder rauskommt, sonst würde man ja in kürzester Zeit sterben. Das erklärt auch, warum die meisten Bulimikerinnen Normalgewicht haben. Mein Dauerziel war immer, unter mein Idealgewicht von 52 Kilo zu kommen. Deswegen habe ich so gut wie gar nichts mehr gegessen, wenn ich der Meinung war, ich müsste mal wieder schnell abnehmen. Die Tatsache, dass ich an Gewicht verlor, änderte aber nichts an der Traurigkeit, die ich tief in mir spürte. Sie war immer da, egal, was die Waage anzeigte. Mir war damals nicht bewusst, dass etwas Externes niemals etwas daran ändern würde, wie ich mich innerlich fühlte.

Mir war aber auch klar, dass ich eines Tages dabei draufgehen würde, wenn ich nichts an der Situation änderte. Die schlimmste Horrorvorstellung für mich war, dass ich beim Kotzen sterbe, weil der Druck im Hirn zu groß geworden ist, oder dass mein Magen platzt. Schlimm deswegen, weil dann jeder wissen würde, dass ich ein geheimes Doppelleben geführt habe. Das wäre schlimmer als der Tod selber.

»Ich glaube nicht, dass das für mich funktioniert«, sagte ich schließlich. »Ich kann nicht normal essen, weil ich weder ein Hunger- noch ein Sättigungsgefühl habe. Entweder esse ich gar nichts, oder ich verschlinge alles, bis mein Magen kurz vorm Platzen ist.«

»Und du kannst nicht aufhören – das kommt mir bekannt vor«, ergänzte Christiane. »Deswegen ist es auch so wichtig, Hilfe von jemandem anzunehmen, der es geschafft hat. Der genau dort ist, wo du auch hinmöchtest. Ich verstehe deine Bedenken, aber ich bin der lebende Beweis dafür, dass es funktioniert. Was hältst du davon, wenn du es nur für einen Tag probierst?«

»Was denn überhaupt?«, hakte ich nach.

»Ich schlage dir einen Essplan vor und du versuchst, ihn nur für einen Tag einzuhalten. Einverstanden?«

»Das schaffe ich nie. Sobald ich anfange zu essen, legt sich in meinem Kopf ein Schalter um und ich kann nicht mehr aufhören«, erwiderte ich.

»Hast du denn schon mal probiert, Zucker von deinem Speiseplan zu streichen?«

Ich schüttelte mit dem Kopf. »Ich habe bei meinen unzähligen Diäten versucht, den Zucker einzuschränken, es aber nie geschafft, ihn komplett wegzulassen«, sagte ich.

»Genau das meine ich«, betonte Christiane. »Wir sind nicht in der Lage, unser Suchtmittel in normalen Mengen zu konsumieren! Wenn wir das einmal erkannt haben, dann können wir dieses auch von unserem Speiseplan streichen. Da wir aber jegliches Gefühl für eine normale Mahlzeit verloren haben, brauchen wir an der Stelle jemanden, der uns einen Essplan aufstellt.«

»Und wie finde ich heraus, was mein Suchtmittel ist?«, fragte ich immer noch sehr skeptisch.

»Welche Nahrungsmittel kaufst du ein, wenn du einen Fressanfall vorbereitest?«, war ihre Gegenfrage.

Ich musste nicht lange überlegen.
»Hauptsächlich Süßkram. In allen Varianten. Vor allem Eis! Ganz
viel Eis, weil es so leicht wieder rauskommt. Nutella liebe ich auch,
aber das Zeug scheint im Magen festzukleben. Oft habe ich auch Lust
auf Deftiges. Eine Familienpackung Spaghetti mit Sahnesoße oder
diverse Fertiggerichte, die ganz schnell in der Mikrowelle zubereitet
sind ...«

Ich stockte. Hatte ich mir gerade selber die Antwort gegeben?
Natürlich war es hauptsächlich Zucker, der mich getriggert hat. Er
war ja überall drin, selbst in den deftigen Fertiggerichten. Alleine die
Vorstellung, darauf zu verzichten, löste Panik in mir aus.

Christiane nickte zustimmend. »Ist es nicht logisch, dass es nur
einen Weg gibt, die Gier aufzuhalten? Wir müssen aufhören, die
Dinge zu essen, die diesen Essdruck bei uns auslösen!«

»Da bleibt dann aber nicht mehr viel übrig!«, protestierte ich. Alles
in mir sträubte sich dagegen, die Kontrolle über meine Figur aufzugeben und einen Essplan zu befolgen. Ich war mir sicher, dass ich
sofort zunehmen würde, sobald ich eine Mahlzeit nach Plan gegessen hatte. Und ich hatte Angst davor, was passieren würde, wenn der
Teller leer war. Ein normales Sättigungsgefühl hatte ich ja nicht, die
logische Konsequenz wäre, weiter zu essen, bis ich das bekannte Völlegefühl verspürte.

Christiane schaute mich mit ernster Miene an. »Möchtest du endlich wieder ein normales, glückliches Leben führen oder willst du
dich lieber zu Tode kotzen? Die Entscheidung liegt bei dir.«

»Du hast recht, ich habe ja nichts zu verlieren«, sagte ich klein-
laut. »Aber ich habe so eine Angst davor, es nicht einmal einen Tag
lang durchzuhalten.«

»Dann eben nur für eine Mahlzeit«, war ihr Vorschlag. »Natürlich wird dein Körper sich wehren, wenn du ihn auf Entzug setzt. Ich
habe selber gelitten wie ein Hund. Aber mein Wunsch, mit diesen
verrückten Essgewohnheiten aufzuhören, war so stark, dass ich
es – immer nur für eine Mahlzeit – geschafft habe. Ich habe mich

selber überlistet, indem ich mir gesagt habe: ›Du hältst für diese eine Mahlzeit den Essplan ein, danach kannst du wieder nach Lust und Laune fressen und kotzen.‹ Denke nicht daran, was morgen ist, es geht nur um diese eine Mahlzeit.«

Sie hatte mich soweit!

»O. k., ich probier's!«, erwiderte ich eifrig. »Kannst du mir den Essplan geben?«

Christiane schmunzelte. »Unter einer Bedingung!«

Ich schaute sie erstaunt an.

»Du musst mir versprechen, dass du mich anrufst, sobald du Essdruck verspürst. Und zwar *bevor* du den ersten Bissen nimmst. Danach kannst du immer noch zum Kühlschrank gehen, aber es ist wichtig, dass wir vorher telefonieren. Einverstanden?«

»Warum ist das so wichtig?«, wollte ich wissen.

»Ist dir nie aufgefallen, dass der Suchtdruck nach einer gewissen Zeit nachlässt? Je länger du ihn hinauszögerst, desto größer ist die Chance, dass er genauso plötzlich wieder verschwindet, wie er gekommen ist.«

Das klang logisch. Ich versprach ihr, sie anzurufen, sobald ich spürte, dass das Verlangen nach Essen in mir aufkam. Zu dem Zeitpunkt hatte ich noch nicht wirklich daran geglaubt, dass ich jemals mit meinen verrückten Essgewohnheiten aufhören könnte. Trotzdem wollte ich es wenigstens versuchen.

Als wir uns verabschiedet hatten, machte ich mich mit gemischten Gefühlen und einem Essplan in der Tasche auf den Heimweg.

Zu Hause angekommen war ich froh, dass Jan noch nicht da war. Auf eine Diskussion mit ihm hatte ich jetzt überhaupt keine Lust, es gab zu viele Dinge, über die ich erstmal in Ruhe nachdenken musste.

Kritisch beäugte ich meinen Essplan. Christiane war der Meinung, dass ich mein Essen abwiegen sollte, damit ich ein besseres Gefühl für die Portionen bekam. Abwiegen ja, aber keine Kalorien zählen! Und ich sollte mich maximal nur noch einmal pro Woche wiegen! Ich konnte mir nicht vorstellen, derart die Kontrolle über mein Essen und Gewicht aufzugeben. Was sie da von mir verlangte, grenzte in meinen Augen schon fast an Folter. Ich hatte auch erhebliche Zweifel daran, dass das, was auf dem Plan stand, für mich reichen würde. Aber offensichtlich waren das Portionen, die normale Esser als ausreichend empfanden. Das ausschlaggebende Argument für mich war aber, dass Christiane damit abstinent geworden war, und das wollte ich auch! Als sie mir den Essplan aufgeschrieben hatte, sagte sie noch etwas, was sich bei mir eingebrannt hat:

»Die Freiheit vom zwanghaften Essen fühlt sich besser an, als irgendein Essen schmeckt!«

Ich hoffte so sehr, dass ich das eines Tages bestätigen konnte …

Mit gemischten Gefühlen ging ich in die Küche, um zu prüfen, ob ich für morgen alles dahatte, und fing an, mein Essen für den nächsten Tag vorzubereiten. Ich wusste immer noch nicht, was ich von diesem Essplan halten sollte. So richtig anfreunden konnte ich mich damit nicht:

Frühstück:
250 g Joghurt oder Quark (1,5 % Fett), dazu 30 g Haferflocken und 200 g Obst

Mittagessen:
120 g Eiweiß (z. B. Thunfisch, Käse, Tofu usw.)
120 g Kohlenhydrate (gekochter Reis oder Kartoffeln, keine Nudeln!)
200 g gekochtes Gemüse
200 g Salat mit 15 g Olivenöl
200 g Obst

Abendessen:
wie Mittagessen, nur ohne Obst

Natürlich habe ich – trotz Verbot – die jeweiligen Kalorien zusammengezählt. Meiner Meinung nach war es zu viel für eine Mahlzeit, die im Magen bleiben sollte. Damit würde ich unweigerlich zunehmen, und das war für mich ein »No-Go«. Also fing ich an, den Essplan zu »optimieren«. Aus dem 1,5 % Quark machte ich einen Magerquark. Das Eiweiß rundete ich auf 100 g ab, Salat und Gemüse auf 150 g. Das Öl strich ich natürlich vollkommen. Genauso wie die Kohlenhydrate.

»Schon besser«, suggerierte mir mein kranker Verstand. Und ehe ich mich versah, war ich wieder voll in meinem Element. Ich konnte die Kontrolle einfach nicht aufgeben.

»Ab morgen fange ich ein neues Leben an!« Wie so oft, redete ich mir ein, dass ich jederzeit aufhören könnte, wenn ich es nur wollte. Meine Hand ging wie ferngesteuert zum Kühlschrank. »Das ist das allerletzte Mal«, nahm ich mir – wie so oft – vor, und ehe ich mich versah, war ich wieder mitten in einem Essanfall.

An mein Versprechen, vor der nächsten Fressorgie bei Christiane anzurufen, habe ich natürlich nicht mehr gedacht. Meine Versprechen waren sowieso nichts wert. Auf mich war schon lange kein Verlass mehr. Immer, wenn die Sucht die Oberhand gewann, war ich wie in Trance. Ich brauchte was zum Essen und einen Platz zum Kotzen. Alles andere war mir egal. Was um mich herum passierte, nahm ich überhaupt nicht wahr. Es ist sogar schon vorgekommen, dass ich Essen aus dem Mülleimer gefischt oder tiefgefrorene Lebensmittel gegessen habe, weil ich nicht warten konnte bis sie aufgetaut waren. Ich glaube, ich hätte sogar Körpercremes oder Klopapier verschlungen, wenn nichts anderes da gewesen wäre.

Oft habe ich Verabredungen platzen lassen, weil ein Essanfall dazwischenkam, und mich so selber in die Isolation katapultiert. Es gab nur noch wenige Menschen, die überhaupt noch etwas mit mir zu tun haben wollten. Ehrlich gesagt, war ich total einsam. Und das frustrierte mich wiederum so sehr, dass ich Trost im Essen suchte. Und leider auch fand. Zumindest kurzfristig.

Als Jan nach Hause kam, war ich schon fertig mit meinem Ritual. Mein Bauch war wieder flach, ich hatte alle Spuren im Bad beseitigt und spielte nun wieder die liebende Freundin. Ich hatte richtig gute Laune, weil ich mir sicher war, dass ich ab morgen meinen modifizierten Essplan einhalten und ein neues Leben beginnen würde.

Jan hatte eine ziemlich starke Alkoholfahne und ging schnurstracks ins Bett. Das war wie eine Ohrfeige für mein Ego. Ich konnte es nicht ertragen, ignoriert zu werden. Also ging ich hinterher und holte mir meine Bestätigung, indem ich ihn nach Strich und Faden verführte.

Nachdem wir fertig waren, schlief er sofort ein, während ich noch lange danebenlag und darüber nachdachte, warum ich überhaupt noch mit ihm zusammen war. Was empfand ich überhaupt für ihn? Mit Sicherheit keine Liebe. Zu solch großen Gefühlen war ich überhaupt nicht in der Lage. Es tat mir gut, wie er mich anhimmelte. Ich wollte von allen Menschen angehimmelt und bewundert werden. Ständig war ich auf der Suche nach Anerkennung, Bestätigung und dem Gefühl, gebraucht zu werden. Aber je mehr ich mich darum bemühte, desto weniger gelang es mir. Vor allem im Kollegenkreis suchte ich vergeblich nach Anerkennung. Ich war, wie so oft in meinem Leben, der Außenseiter. Natürlich waren in meinen Augen immer die anderen daran schuld. Sie waren neidisch auf meinen Erfolg und mein Aussehen. Mir kam nie der Gedanke, dass es an mir und meinem Verhalten den anderen gegenüberliegen könnte. Das sollte ich erst später durch die Schritte-Arbeit lernen.

Die ominösen zwölf Schritte ... Ich dachte noch mal über das Gespräch mit Christiane nach. Mir war nicht klar, warum sie sich so viel Mühe mit mir gegeben hatte. Wir kannten uns ja überhaupt nicht. Ich fühlte mich irgendwie zu ihr hingezogen, weil sie offensichtlich genau wusste, was in mir vorging. Sie war so geduldig mit mir und verstand mich auch ohne Worte. Zum ersten Mal in meinem Leben konnte ich auf Augenhöhe mit jemandem über mein verrücktes Essverhalten sprechen. Sie war der lebende Beweis dafür, dass eine Heilung möglich ist. Ich war mir nur noch nicht sicher, ob es auch für mich funktionieren würde. Aber einen Versuch war's wert.

Leider hielt ich meinen Essplan nicht lange ein. Beim Frühstück war ich noch euphorisch, nach dem Mittagessen aber wurde der Essdruck unerträglich. Es war einfach zu wenig, so dass ich unweigerlich wieder einen Essanfall bekam. Ich aß meine abgewogene Mini-Portion in der Büroküche und tat so, als wäre ich pappsatt. Danach gab ich vor, ich müsste noch schnell etwas in der Stadt erledigen, lief schnurstracks zum nächsten Bäcker, wo ich für 20 Euro diverse Teilchen kaufte und schon beim Herausgehen wie eine Wahnsinnige alles in mich hineinstopfte. Langsam ließ der Druck nach und das bekannte Hochgefühl setzte ein. Ich war high und genoss meinen Rausch. Nachdem ich alles wieder erbrochen hatte, war ich mir sicher, dass ich es niemals schaffen würde. Ich versuchte es noch ein paar Mal mit dem Essplan, auch in der ursprünglichen Form, aber es endete fast immer in einem Rückfall.

Erster Schritt – die Kapitulation

Eine Woche später rief ich noch einmal bei Christiane an, um ihr zu sagen, dass aus unserer Schritte-Arbeit nichts wird. Ich fand es toll, dass sie es geschafft hatte, aber ich war mir sicher, dass ich an dieser Krankheit verrecken würde.

Ihre Reaktion überraschte mich.

Anstatt mich als hoffnungslosen Fall abzuschreiben und sich zu verabschieden, stellte sie mir geduldig und einfühlsam ein paar Fragen. Sie wollte genau wissen, was in den letzten Tagen passiert war, und irgendwie sah ich keinen Grund, sie anzulügen. Ich erzählte ihr alles. Dass ich den Essplan nicht einhalten konnte, weil ich nach jeder Mahlzeit das Gefühl hatte, einen dicken Bauch zu bekommen, und das einfach nicht ertragen konnte. Und damit sich das Kotzen danach auch lohnte, habe ich einfach noch mehr gegessen. Ich gab auch zu, dass ich an dem Essplan ein paar »Verbesserungen« vorgenommen hatte, um die Kalorien zu reduzieren. Zu meiner Verwunderung blieb die erwartete Kritik aus. Christiane reagierte mit Verständnis, womit ich überhaupt nicht gerechnet hatte. Dass jemand so liebevoll mit mir umging, war mir neu. Es berührte mich so tief, dass ich anfing zu heulen.

Als ich mich wieder gefangen hatte, sagte Christiane sanft:

»Nina, meine Liebe, du hast dir nun mehrfach bewiesen, dass du es auf deine Art nicht schaffen kannst. Dass es alleine nicht geht. Es funktioniert nur, wenn du die Kontrolle aufgibst. Lass los! Ich kann deine Angst vor dem Zunehmen nachvollziehen, aber glaube mir – sie ist unbegründet. Mit der Zeit wird sich dein Gewicht in dem Bereich einpendeln, wo es für dich am besten ist. Vertraue darauf. Selbst wenn du am Anfang ein paar Kilo zunimmst, ist das normal, weil dein Körper versucht, Reserven zu bilden. Das macht er deswegen, weil er nicht darauf vertrauen kann, genug Nahrung zu bekommen. Aber auch das wird sich einpendeln, sobald du regelmäßig isst und dich an den Essplan hältst.«

»Aber wenn ich die Kontrolle aufgebe, werde ich zunehmen, das weiß ich!«, protestierte ich.

»Und was, wenn nicht? Was wäre, wenn es auch für dich funktionieren würde?«, fragte Christiane.

Ich spürte, dass ich panische Angst davor hatte, die Bulimie loszulassen. Dass ich mich mit aller Kraft an sie klammerte, weil ich nicht wusste, was an ihrer Stelle mein Leben füllen könnte. Ich hatte Angst vor der Leere.

»Könntest du zugeben, dass du gegenüber der Bulimie machtlos bist?«

Ich überlegte kurz. »Wenn ich ehrlich bin, ja«, erwiderte ich leise. Ich dachte immer, ich hätte alles unter Kontrolle, mein Gewicht, mein Essen, meine Beziehungen ... Aber so war es nicht. In Wahrheit war ich nur eine Marionette dieser heimtückischen Krankheit. Die Bulimie ließ mich in dem Glauben, alles unter Kontrolle zu haben, damit ich mich sicher fühlte.

Christiane fuhr fort: »Weißt du, solange ich gegen die Bulimie und Magersucht gekämpft habe, waren sie unbesiegbar. Je mehr ich dagegen ankämpfte, desto mehr Macht gab ich ihnen. Ich kämpfte gegen Windmühlen, konnte es mir aber nicht eingestehen. Heute weiß ich, dass die Sucht nur ein Symptom eines viel größeren Problems ist. Aber um das zu erkennen, musste ich aufhören zu kämpfen. Als ich meine Machtlosigkeit zugab, konnte ich endlich auch die Kontrolle loslassen. Dadurch konnte ich herausfinden, welchen Hunger meine Seele tatsächlich hat und wer ich in meinem Kern bin.«

Ich ließ ihre Worte auf mich wirken. So hatte ich es bisher noch nicht betrachtet. Aber es klang logisch. Ich hatte einen starken Willen, aber ich musste lernen, dass ich die Bulimie nicht mit Willenskraft kontrollieren konnte. Ja, ich war ihr gegenüber machtlos.

»Könntest du auch zugeben, dass du nicht in der Lage bist, dein Leben zu meistern?«, fragte sie weiter.

Ich schwieg. Konnte ich das? Eigentlich war ich der Meinung, dass ich mein Leben perfekt meistern konnte. Aber was verstand ich eigentlich darunter? Ich konnte meine Essstörung perfekt verbergen und sie in meinen Alltag integrieren, ohne dass irgendjemand merkte, dass ich heimlich ein Doppelleben führte. Ich war eine perfekte Lügnerin, ja. Aber mein Leben meistern konnte ich wirklich nicht. Mich warf es ja schon komplett aus der der Spur, wenn ich morgens die S-Bahn verpasste. Ich gab alles und jedem die Schuld, schimpfte über die Unpünktlichkeit der Deutschen Bahn, über den Schaffner oder das Wetter. Darin war ich richtig gut. Ich haderte mit meinem Schicksal und zerfloss vor Selbstmitleid, weil es mir ja so schlecht ging. Auf die Idee, einfach mal fünf Minuten früher aus dem Haus zu gehen, kam ich erst gar nicht. Ich kämpfte immer mit der Angst, nicht gut genug zu sein oder meinen Job zu verlieren. Es gab immer nur eine Lösung, um ein Problem für mich erträglich zu machen: Essen. Dass das Essen in Wahrheit keine Probleme löste, sondern lediglich noch ein zusätzliches Problem erschuf, wurde mir erst viel später bewusst.

»Ohne meine Bulimie kann ich es anscheinend nicht meistern«, antwortete ich nach einer längeren Denkpause. »Ich wüsste nicht, wie ich sonst den Stress und die Ängste des Alltags kompensieren könnte.«

»Offensichtlich brauchen wir also etwas, was uns anstelle des Essens Kraft gibt, um unser Leben meistern zu können. Etwas, was uns hilft, die geistige Besessenheit vom Essen loszuwerden.«, stellte Christiane fest.

»Und was soll das sein?«, fragte ich neugierig.

Sie schmunzelte: »Nicht so ungeduldig, meine Liebe. Wir sind noch mitten im ersten Schritt.«

»Wir sind was?!« Fast wäre mir das Telefon aus der Hand gefallen.

»Wir gaben zu, dass wir dem Alkohol gegenüber machtlos waren und unser Leben nicht mehr meistern konnten. Das ist der erste

Schritt im 12-Schritte-Programm der Anonymen Alkoholiker. Bei vielen Selbsthilfegruppen für Essgestörte wird das Wort ›Alkohol‹ einfach durch ›Essen‹ oder ›verrückte Essgewohnheiten‹ ersetzt.«

Christiane betonte erneut, wie wichtig es war, abstinent zu werden, und dass es ohne körperliche Nüchternheit nicht möglich sei, von irgendeiner Sucht zu genesen:

»Nüchternheit erlangt man nicht mit Willen und Kontrolle, sondern durch Kapitulation und Akzeptanz.«

Sie machte eine kurze Pause, um sicher zu gehen, dass ich alles verstanden hatte, und fragte dann mit entschlossener Stimme:

»Bist du bereit zu kapitulieren?«

Ich bekam Gänsehaut am ganzen Körper. Auf diese Frage gab es für mich nur eine mögliche Antwort: Ja! Damit hatte ich den ersten Schritt vollzogen.

Schritt 1:

»Wir gaben zu, dass wir dem Essen gegenüber machtlos waren und unser Leben nicht mehr meistern konnten.«

Zweiter Schritt – das Steuer abgeben

Das Telefonat mit Christiane hatte mich derart aufgewühlt, dass ich die ganze Nacht kaum ein Auge zugemacht hatte. Tausend Gedanken gingen mir durch den Kopf und ich spürte, dass dieses Mal etwas anders war als sonst. Ich konnte nicht genau beschreiben was es war, aber alleine die Tatsache, dass ich kapitulieren und meine Machtlosigkeit zugeben durfte, war eine große Erleichterung für mich. Es war enorm befreiend, einmal nicht die Starke spielen zu müssen und krampfhaft so zu tun, als hätte ich in meinem scheinbar perfekten Leben alles unter Kontrolle. Wie oft wurde ich von anderen beneidet, die nur die Fassade kannten – perfekte Figur, gut bezahlter Job, gut aussehender Freund, tolles Auto … Wenn die wüssten, wie es hinter der Fassade wirklich aussah! Ich glaube, es ist deshalb so schwierig, uns mit anderen Menschen zu vergleichen, weil wir die anderen immer für glücklicher halten, als sie es tatsächlich sind …

Trotz der unruhigen Nacht war ich am nächsten Morgen erstaunlich fit. Jan musste geschäftlich für mehrere Tage nach Paris und war schon auf dem Weg zum Flughafen, als der Wecker mich aus dem Schlaf riss. Ich hatte nun eine Woche ganz für mich alleine und freute mich bei solchen Gelegenheiten immer auf die Feierabende, die ich ungestört mit ausgiebigen Fress- und Kotz-Orgien verbringen konnte. Ich war schon wieder wie ferngesteuert. Die guten Vorsätze und der Essplan rückten in weite Ferne, als mir auf dem Weg ins Büro der Duft von frischen Brötchen in die Nase stieg. Verdammt, ich musste es noch einmal tun! Noch ein letztes Mal, danach würde ich für immer damit aufhören! Wie oft hatte ich diesen Vorsatz schon gefasst – ich konnte es nicht mehr zählen. Noch bevor ich im Büro war, hatte ich schon drei Schokocroissants und zwei Butterbrezn gegessen. Den

Rest würde ich dann am Schreibtisch verdrücken, während ich die ersten E-Mails beantwortete. Mein Verstand setzte mal wieder aus, es drehte sich alles nur noch um den Rausch, den mir das Essen verschaffte. Alles andere war unwichtig. Als ich alles wieder losgeworden war, meldete sich plötzlich mein Gewissen. Wollte ich das wirklich? Bis ans Ende meiner Tage? Das konnte es doch nicht gewesen sein! Ich hatte so viele gute Vorsätze nach dem letzten Gespräch mit Christiane, aber das erhoffte Wunder blieb leider aus. Was hatte ich denn erwartet? Ich hatte an meinem Verhalten nichts geändert, da konnte ich auch keine anderen Ergebnisse erwarten als die, die ich bisher hatte.

»Wir können uns nicht in neue Verhaltensweisen reindenken«, sagte Christiane, nachdem ich ihr von meinem erneuten Rückfall erzählte. »Wir müssen uns in neue Denkweisen reinverhalten. Und das braucht Zeit.«

Ich schwieg und ließ das, was sie sagte, auf mich wirken.

»Bei dir hört sich das alles so einfach an, aber bei mir scheint es nicht zu funktionieren. Bei mir funktioniert gar nichts mehr, ich bin ein hoffnungsloser Fall!« Ich zerfloss mal wieder in Selbstmitleid.

Unbeeindruckt von meinen Tränen fuhr Christiane fort: »Meine Liebe, wenn du selber nicht bereit bist, etwas an deiner Situation zu ändern, wird dir niemand helfen können.«

Ich nickte zustimmend und spürte erneut einen Anflug von Entschlossenheit.

»Was ist der zweite Schritt?«, fragte ich voller Tatendrang.

»Wann machst du heute Feierabend?«, erwiderte sie mit einer Gegenfrage.

Ich war etwas verdutzt, als Christiane mir mitteilte, dass sie am Abend zu einem 12-Schritte-Meeting gehen und mich gerne mitnehmen würde. Das war mir mehr als unangenehm und alles in mir wehrte sich dagegen. Ich hatte keine Ahnung, was mich da erwarten würde und ich hatte Angst davor, von irgendjemandem erkannt zu werden.

»Schaue es dir doch einfach mal an – du hast nichts zu verlieren«, machte sie mir Mut. »Die Meetings sind eines der wichtigsten Werkzeuge in unserem Programm, und du wirst sehen, wie gut es dir tut, unter Gleichgesinnten zu sein. Danach sprechen wir über den zweiten Schritt, o. k.?«
Ich ließ mich darauf ein.

In dem Raum saßen etwa 20 Frauen. Die Tische waren kreisförmig angeordnet, so dass wir uns alle gegenseitig anschauen konnten. Ich starrte vor lauter Verlegenheit auf den Boden, konnte es mir aber nicht verkneifen, aus den Augenwinkeln einen Blick in die Runde zu werfen, um mich mit den anderen zu vergleichen (da war es wieder, mein krankes Denken). Die meisten hatten eine normale Figur und für mich war klar, dass sie diese nur haben, weil sie – genau wie ich – nach dem Essen alles wieder erbrachen. Die Vorstellung, dass man normal essen und trotzdem schlank sein könnte, war für mich immer noch absurd.

»Lasst uns nach einem Moment der Stille gemeinsam das Gelassenheitsgebet sprechen.« – Diese Worte rissen mich aus meinen Gedanken heraus. Was ging denn hier ab? War ich jetzt in einer Sekte gelandet oder was?

»Gott, gib mir die Gelassenheit, die Dinge anzunehmen, die ich nicht ändern kann. Den Mut, die Dinge zu ändern, die ich ändern kann. Und die Weisheit, das eine vom anderen zu unterscheiden.«

Das war definitiv zu viel für mich. Ich spürte den starken Drang, einfach aufzustehen und zu gehen, blieb aber aus Rücksicht auf Christiane sitzen. Gleich nach dem Meeting würde ich ihr mitteilen, dass ich mit Gott nichts am Hut habe und somit raus bin aus dem Programm. Ich war nie ein gläubiger Mensch und konnte mit diesem ganzen Kram nichts anfangen.

»Ist heute jemand zum ersten Mal dabei?« Die Frau, die das Meeting leitete, schaute in die Runde und unsere Blicke trafen sich. Ich spürte, dass alle Augenpaare auf mich gerichtet waren und wäre am liebsten im Boden versunken. Diese zusätzliche Aufmerksamkeit war mir richtig unangenehm, wollte ich das Geschehen doch nur still und heimlich aus dem Hintergrund beobachten.

Da ich zum ersten Mal an einem Meeting teilnahm, wurde das Programm für den Abend wegen mir geändert. Immer, wenn ein Neuling dabei ist, wird als Programmpunkt der Erste Schritt durchgenommen.

»Schlauer Schachzug von Christiane«, dachte ich mir. So kann sich alles, was sie mir zu diesem Schritt erzählt hat, noch einmal vertiefen.

Es wurde gelesen und dann haben einige Frauen ihre diesbezüglichen Erfahrungen mit den anderen Teilnehmern geteilt. Sie waren alle sehr nett, manche waren schon seit vielen Jahren abstinent (was hatten sie dann noch hier zu suchen?), andere standen noch ganz am Anfang ihrer Genesung oder waren – so wie ich – noch voll in der Sucht drin.

Nach und nach entspannte ich mich und hörte aufmerksam zu. Ich konnte mich mit vielen der Geschichten identifizieren, und es war eine große Erleichterung für mich zu spüren, dass ich mit meiner Sucht nicht alleine war. Dennoch hatte ich immer wieder das Gefühl, nicht hierher zu gehören.

»Ich glaube fest daran, dass ich meine Probleme aus eigener Kraft nicht lösen kann. Ich habe meine Machtlosigkeit akzeptiert«, sagte eine junge Frau, die sich Katharina nannte (hier nennt jeder nur (s)einen Vornamen, damit die Anonymität gewährleistet bleibt). »Und ich bin sehr dankbar dafür, dass Gott für mich das getan hat, was ich selbst nicht für mich tun konnte.«

»Du liebe Güte, auf was für einem Trip ist die denn?«, dachte ich insgeheim und als zum Schluss wieder das Gelassenheitsgebet gesprochen wurde, war ich mir sicher, dass ich bei einer als Selbsthilfegruppe getarnten Sekte gelandet war.

»Warum hast du mir nicht von Anfang an gesagt, was das für ein Verein ist?«, warf ich Christiane direkt nach dem Meeting vor.

»Was ist das denn für ein Verein?«, erwiderte sie (mal wieder) mit einer Gegenfrage. Aaaah! Wie ich das hasste!

»Du weißt genau, was ich meine! Was soll das ganze Geschwafel über Gott? Ich will einfach nur essen, worauf ich Lust habe, und ich will dünn bleiben. Und dabei kann mir weder dein Gott noch Gelassenheit helfen.«

»Dann suche dir doch deinen eigenen«, erwiderte sie mit einem Lächeln.

Ich schaute sie mit einem großen Fragezeichen in den Augen an: »Einen eigenen was?«

»Na einen eigenen Gott, so wie du ihn verstehst.«

»Vergiss es«, winkte ich ab. »Das haben meine Großeltern schon versucht, als ich ein kleines Kind war. Immer wenn ich etwas ausgefressen hatte, wurde mir gedroht, dass Gott mich bestrafen würde. Ich hatte viele Jahre panische Angst vor diesem Gott und ich bin froh, dass ich dieses Thema für mich abgeschlossen habe. Was hat das Ganze überhaupt für einen Sinn?«

»Ganz einfach: Im ersten Schritt haben wir das Problem erkannt und akzeptiert, dass wir dem Essen gegenüber machtlos sind und unser Leben alleine nicht mehr meistern können.«

Ich schaute sie an und nickte zustimmend. Sie fuhr fort:

»Im zweiten Schritt liegt nun die Lösung: Wir erlangen den Glauben an eine Macht, die größer ist als wir selbst, und die uns unsere geistige Gesundheit wiedergeben kann.«

»Das wird ja immer besser! Geistige Gesundheit? Jetzt bin ich auch noch verrückt, oder was?«

»Nina, die Frage kannst du dir ganz einfach selbst beantworten. Überlege mal, was für Verhaltensweisen du in Verbindung mit deinen Fressanfällen an den Tag gelegt hast.«

Ich dachte spontan an die vielen nächtlichen Kühlschrankplünderungen und an die aufkommende Panik, wenn im Kühlschrank nicht genug drin war. Wie oft hatte ich mir dann die Autoschlüssel gepackt und bin bis zur nächsten Tankstelle gefahren, um Lebensmittel einzukaufen, die ich dann sofort verdrücken und wieder loswerden konnte. Auch das Klauen von Essen oder Essen aus dem Mülleimer zeugten nicht gerade von geistiger Gesundheit.

Ich hatte mir noch einmal vor Augen geführt, dass Christiane genau dort war, wo ich auch hinwollte, also sollte ich mir zumindest anhören, was sie zu sagen hatte. Und sie sagte etwas sehr Entscheidendes:

»Weißt du, wir haben ein spirituelles Programm, kein religiöses. Das ist ein großer Unterschied. Durch die Arbeit im Programm erleben wir ein spirituelles Erwachen, eine Persönlichkeitsveränderung, die letztendlich eine Genesung bewirkt.«

Ich fing an darüber nachzudenken, ob denn wirklich alle im Unrecht waren, die es mit diesem Programm geschafft hatten. Irgendwas musste doch da dran sein …

Nach einer kurzen Pause fuhr sie fort:

»Du hast es mit deinen Methoden nicht geschafft, dich von der Bulimie zu befreien. Also brauchst du Hilfe von einer Kraft, die größer ist als du selbst. Wie du diese Kraft nennst, ist vollkommen egal. Und wenn es dir schwerfällt, das umzusetzen, dann handle so »als ob«. Stelle dir eine liebende Macht vor, sei es in Form eines Engels, einer Märchenfigur, eines Romanhelden – völlig egal. Definiere sie für dich so, dass du dich mit ihr wohl fühlst. Dann handle so, als würde diese Höhere Macht tatsächlich existieren. Stelle dir vor, dass du ihr das Steuer übergibst und selber auf den Beifahrersitz rutschst. Probiere es einfach mal aus. Stelle dir vor, dass deine Höhere Macht dich bedingungslos liebt und dass sie dir dabei helfen wird, deine geistige Gesundheit wiederzuerlangen. Sie beschützt dich und sie zeigt dir den richtigen Weg – du musst es nur zulassen und eine Beziehung zu ihr aufbauen. Es geht erst mal nur um die Bereitschaft, unvoreingenommen an die Dinge heranzugehen. Glaubst du, dass du das kannst?«

Ich dachte nach … Die Bereitschaft war grundsätzlich da. Ich könnte es ja wie ein kleines Spiel sehen und so tun, als hätte ich einen Schutzengel, der mich überallhin begleitet, auf mich aufpasst und mich immer wieder sanft in die richtige Richtung stupst. Ja, das konnte ich mir tatsächlich vorstellen. Ich musste schmunzeln, weil der Engel in meiner Vorstellung weiblich war und lange blonde Locken hatte. Hm, warum eigentlich nicht?

»Ich denke, dass ich das hinbekomme, solange ich es als Spiel sehen kann«, antwortete ich.

»Das reicht vollkommen für den Anfang. Wenn du merkst, dass sich etwas in deinem Leben verändert, wird sich dieser Glaube nach und nach verfestigen. Vertraue darauf, denn es ist deine einzige Hoffnung, aus diesem Teufelskreis herauszukommen.«

Wir unterhielten uns noch ein wenig und ich spürte wieder einen kleinen Anflug von Hoffnung. »Was für eine wundervolle Fügung des Schicksals, dass ich dieser Frau begegnet bin«, dachte ich noch, während wir uns verabschiedeten. Unglaublich, wie viel Geduld sie aufbrachte, um mir das Programm näher zu bringen. Für mich war es zu diesem Zeitpunkt unverständlich, wie sich ein Mensch so selbstlos für einen anderen Menschen einsetzen konnte, den er zudem auch noch kaum kannte. Ich war so gerührt, dass ich Mühe hatte, die Tränen zu unterdrücken.

Ein paar Mal tief durchgeatmet und schon hatte ich mich wieder gefangen. Es waren einfach zu viele neue Eindrücke, die ich erstmal verarbeiten musste.

Am Hauptbahnhof hatte ich etwas Wartezeit, bis meine S-Bahn kam. Da man hier auch mitten in der Nacht einkaufen konnte, wollte ich instinktiv die Zeit nutzen und mir etwas für den nächsten Fressanfall holen.

Und dann passierte etwas völlig Verrücktes: Ich stellte mir vor, wie mein Engel eine Schutzmauer aus Licht um mich legte, und das Verlangen nach Essen verschwand für einen Moment. Hatte ich jetzt auf einmal Halluzinationen? Wahrscheinlich spielte mein Hirn mir einen Streich, weil ich total übermüdet war. Ich fühlte mich auf einmal total erschöpft und wollte nur noch nach Hause und ins Bett. Ein Gefühl, das jeder normale Mensch kennt, welches für mich aber ein kleines Wunder war. Ich war es gewohnt, auch Müdigkeit mit Fressen zu bekämpfen, und empfand es als echte Wohltat, dass ich plötzlich in der Lage war, ihr einfach nur nachzugeben. Was für ein Geschenk!

Schritt 2:

»Wir kamen zu dem Glauben, dass eine Macht,
größer als wir selbst, uns unsere geistige Gesundheit
wiedergeben kann.«

Dritter Schritt – Führung durch Entschluss

Am nächsten Tag war die Euphorie schon wieder verflogen. Ich wachte bereits mit einem unguten Gefühl auf, welches sich im Laufe des Tages noch mehr verstärkte. Immer wieder wurde ich von einer Welle von Traurigkeit überrollt, obwohl es dafür keinen offensichtlichen Grund gab. Im Büro hatte ich ein wenig Ablenkung und konnte das Gefühl mit Hilfe von Essen einigermaßen unterdrücken. Wieder einmal flüchtete ich mich in die vermeintliche Geborgenheit, die mir das Essen bot …

Als ich dann zu Hause war, ließ ich meinen Tränen freien Lauf. Ich weinte und schrie mir die Seele aus dem Leib, während ich mein armes Kissen, was am wenigsten dafürkonnte, verprügelte.

Ich wusste immer noch nicht, woher diese Traurigkeit kam, es war mir in dem Moment aber auch egal. Irgendwann bin ich wohl vor Erschöpfung eingeschlafen und fand etwas Ruhe in einer friedlichen Traumwelt.

Ich hatte regelrecht Angst vor dem Leben, oder – besser gesagt – Angst davor, die Zeit zwischen den Mahlzeiten mit Leben zu füllen. Ich wusste doch gar nicht mehr, wie »Leben« überhaupt geht … Wie hatte ich es damals als Kind bloß geschafft, mit dem Essen aufzuhören, wenn ich satt war, und dann bis zur nächsten Mahlzeit keinen Gedanken mehr ans Essen zu vergeuden? Unvorstellbar, dass ich das mal konnte und dass ich irgendwann als Teenager einfach aufgehört hatte zu leben. Mit jedem Fressanfall hatte ich mein Leben auf später verschoben und wenn ich ehrlich bin, hatte ich – nach mittlerweile 25 Jahren Bulimie – keine Hoffnung mehr, dass ich jemals wieder in der Lage sein würde, das aufgeschobene Leben noch leben zu können.

Irgendwie war ich ständig »unter Strom«, spürte permanent eine Anspannung, die ich nur mit Essen auflösen konnte. Während ich aß, war meine Welt in Ordnung, der innere Druck und die Anspannung lösten sich und ich fiel in einen rauschähnlichen Zustand, in dem ich mich selbst nicht mehr spüren musste. Leider hielt dieser Rausch nur so lange an, solange ich gegessen habe. Das anschließende Kotzen verschaffte noch eine gewisse Entspannung, auf die aber meistens ein schlimmer Kater folgte – wie bei jedem Rausch.

Was war bloß in meinem Leben falsch gelaufen? Was war der Grund dafür, dass ich immer diese Leere in mir spürte? Dass ich immer Angst hatte, zu versagen und die Erwartungen, die an mich gestellt wurden (oder die ich selber an mich stellte?), nicht zu erfüllen?

Ich verstand auch nicht, wie man es zehn Jahre mit mir in einer Partnerschaft aushalten konnte. Wahrscheinlich, weil ich eine gute Schauspielerin war … Jan liebte nicht die »echte« Nina. Ich war überzeugt davon, dass man die nicht lieben konnte. Nein, er war fasziniert von der Vorzeigefrau, die ich nach außen hin verkörperte. Wenn er wüsste, wie ich in Wirklichkeit war, wäre er schon längst weg, da war ich mir sicher. Alleine deswegen lebte ich in der ständigen Angst, bei meiner »Zeremonie« erwischt zu werden. Mein komplettes Leben würde wie ein Kartenhaus zusammenbrechen.

Aber wäre das wirklich so schlimm? Was hatte ich denn für ein Leben? Ich hatte eine Beziehung, die mich nicht erfüllte, einen Job, den ich nur des Geldes wegen machte, und Kollegen, die mich aus ihrer Gemeinschaft ausschlossen. Zu meiner Familie hatte ich kaum Kontakt und die wenigen Freundschaften, die ich noch hatte, waren sehr oberflächlich. Eigentlich gab es keinen vernünftigen Grund, mich an dieses Leben zu klammern. Aber zugeben, dass alles eine Fassade war, würde bedeuten, dass ich versagt hatte, und dieser Gedanke machte mir wahnsinnig Angst …

Bei meinem nächsten Treffen mit Christiane war ich ziemlich durch den Wind, weil ich vorher noch einen Fressanfall hatte und es mir diesmal sehr schwer fiel, alles wieder zu erbrechen. Ich fasste zum ich weiß nicht wievielten Mal den Entschluss, dass es diesmal das letzte Mal sein würde, und war neugierig und gespannt darauf, was sie mir zu dem dritten Schritt erzählen würde.

Obwohl wir die ersten beiden Schritte durchgearbeitet hatten, war ich noch voll in der Sucht gefangen. Dennoch war da irgendwas in mir, was mich zum Weitermachen motivierte. Christiane war schließlich ein lebendes Beispiel dafür, dass es funktionieren *konnte*.

»Wie geht's dir? Wie waren die letzten Tage?«, begrüßte sie mich mit einem Lächeln im Gesicht.

Vom schlechten Gewissen geplagt, war ich kurz davor, sie anzuschwindeln. Dann erinnerte ich mich wieder daran, wie wichtig Ehrlichkeit in dem Programm war und dass man ohne sie in der Genesung nicht weiterkommt. Einmal in meinem Leben wollte ich ehrlich zu einem Menschen sein und bei Christiane fühlte ich mich dabei nicht wie ein kompletter Versager.

»Sie wird mir schon nicht den Kopf abreißen«, ermutigte ich mich selber und erzählte ihr – wenn auch etwas zurückhaltend – von meinen Rückfällen.

Verständnisvoll wie immer hörte sie mir zu und als ich anfing zu weinen, nahm sie mich in den Arm und hielt mich einfach nur fest. Ich spürte – auch ohne Worte –, dass sie ganz genau wusste, wie ich mich fühlte.

Ich weinte übrigens immer, wenn sich jemand mir gegenüber sehr liebevoll verhielt. Anscheinend war ich der Meinung, dass ich das nicht verdient hätte, und konnte daher überhaupt nicht damit umgehen, wenn ich auf so viel Zuneigung stieß. Vor allem, wenn ich so offensichtlich mein wahres Gesicht zeigte.

Schnell fing ich mich wieder ein, putzte die Nase und fragte Christiane, wie es nun in den zwölf Schritten weiterging.

Sie fasste kurz zusammen:

»Im ersten Schritt trieb uns die ›Verzweiflung‹ an. Wir waren am Boden und gaben unsere Machtlosigkeit dem Essen gegenüber zu.« Ich nickte zustimmend.

»Im zweiten Schritt trieb uns die ›Hoffnung‹ in den Glauben an eine liebende Höhere Macht. Die damit verbundene spirituelle Erfahrung zieht eine Persönlichkeitsveränderung mit sich, die genügt, um eine Genesung zu bewirken.«

»Was meinst du genau mit ›Persönlichkeitsveränderung‹?«, wollte ich wissen.

»Durch die Arbeit in den Schritten verändern wir uns in allen Bereichen«, erklärte sie. »Unsere Einstellung, unsere Werte, unsere Reaktion dem Leben gegenüber – alles verändert sich, während wir uns im Genesungsprozess befinden.«

Das waren große Worte und ich konnte mir deren Ausmaß zu diesem Zeitpunkt noch nicht wirklich vorstellen.

»Den dritten Schritt kann man als ›Führung durch Entschluss‹ zusammenfassen«, fuhr Christiane fort. »Er lautet: ›Wir fassten den Entschluss, unseren Willen und unser Leben der Sorge Gottes – wie wir ihn verstanden – anzuvertrauen.‹«

»Kannst Du das für mich übersetzen?«, fragte ich neugierig.

Sie lächelte. »Klar kann ich das! Im dritten Schritt geht es lediglich darum, einen Entschluss zu fassen. Mehr müssen wir hier nicht tun. Es ist die logische Konsequenz aus den ersten beiden Schritten.«

»Und was bedeutet das genau?«, wollte ich wissen.

»Naja, du kannst zum Beispiel den Entschluss fassen, deinen Freund zu heiraten, aber solange du es nicht wirklich *tust*, wird sich an deinem Beziehungsstatus nichts ändern. Die Tatsache, dass wir einen Entschluss fassen, bedeutet, dass eine Handlung folgen muss, um diesen Entschluss auch umzusetzen.«

Noch bevor ich nachfragen konnte, was es damit auf sich hat, fuhr Christiane fort:

»Meinen Willen abzugeben, bedeutete, dass ich meine Meinung darüber, was gut für mich ist, aufgeben musste. Dass ich nicht mehr einfach nur das tun konnte, worauf ich gerade Lust hatte. Alleine der Gedanke daran machte mir Angst. Ich sollte also den Entschluss fassen, ab jetzt immer zu hinterfragen, was in dem Moment der Wille meiner Höheren Macht für mich wäre, und entsprechend danach handeln. Mir war bewusst, dass meine Höhere Macht weder wollen würde, dass ich hungere, noch dass ich mich überesse und erbreche. Es fiel mir unglaublich schwer, das anzunehmen und meinen Eigenwillen loszulassen. Aber ich musste eine Entscheidung treffen: entweder *mein* Wille und so weitermachen wie bisher – was mich letztendlich umgebracht hätte – oder der Wille meiner Höheren Macht, mit der Aussicht auf Genesung. Ich konnte nicht beides haben. Also konnte ich auch nicht in den Schritten weitermachen, solange ich diese Entscheidung nicht getroffen hatte. Mir war zu dem Zeitpunkt noch nicht klar, dass meine Selbstbezogenheit die Hauptursache all meiner Probleme war. Dass es mein Egoismus war, der mein Leben bestimmt hat. Es sollte alles so laufen, wie *ich* es für richtig hielt.«

Sie hielt kurz inne und trank einen Schluck Wasser. Ich fand das, was sie gerade erzählte, so spannend, dass ich mich nicht getraut hatte, sie zu unterbrechen.

»Im Blauen Buch der Anonymen Alkoholiker wird diese Problematik sehr anschaulich dargestellt. Wir werden mit einem Schauspieler verglichen, der jedoch lieber der Regisseur sein möchte und über alles bestimmen will, was um ihn herum passiert. Und wenn es eben nicht so läuft, wie wir es uns vorstellen, dann entstehen zwangsläufig Konflikte mit unseren Mitmenschen. Wir machen uns unser Leben selber schwer, weil wir – aus unterschiedlichsten Motiven – unbedingt unseren eigenen Willen durchsetzen möchten.«

Ich dachte kurz darüber nach und hakte ein: »Das ist nicht ganz richtig«, erwiderte ich. »Ich bin ehrenamtlich im Rettungsdienst tätig, ich spende regelmäßig für eine Menschenrechtsorganisation, ich setze mich viel für andere Menschen ein – das ist doch alles andere als egoistisch!«

Sie hielt kurz inne, bevor sie antwortete: »Gehe noch mal in dich und hinterfrage mal, *warum* du das alles tust. Wirklich nur, um anderen Menschen zu helfen, oder geht es doch mehr um die Anerkennung, die du dafür bekommst?«

Ich schwieg …

Nach einer kurzen Pause fuhr Christiane fort: »Aus welchen Motiven auch immer – ich als Bulimikerin will, dass das Leben nach meinen Vorstellungen läuft. Ich will der Regisseur sein und nicht der Schauspieler. Ich bin überzeugt davon, dass die Welt ein besserer Ort wäre, wenn alle das tun würden, was ich sage. Ich würde dafür sorgen, dass es keine Kriege und somit auch kein Leid mehr gibt. Aus welchem Motiv? Wahrscheinlich, weil *ich* selber auch nicht im Kugelhagel sterben wollte … Letztendlich ging es bei allem, was ich tat, in erster Linie um mich.«

Autsch! Das tat weh! Auch wenn es mir schwerfiel, es zuzugeben, aber tief in mir wusste ich, dass da etwas Wahres dran war.

»O. k., ich muss also den Entschluss fassen, mein Leben als Regisseur aufzugeben, und die Regie meiner Höheren Macht überlassen, richtig?«

Christiane lächelte. »Ganz genau!«

»Und wie erkenne ich, welche Anweisungen der Regisseur mir geben möchte?«

Ich konnte mir nur schwer vorstellen, mit meinem Engel bei einem Kaffeeplausch zusammenzusitzen und dabei das Drehbuch meines Lebens mit ihm zu besprechen.

»Je weiter wir in den Schritten arbeiten, desto tiefer wird die Verbindung zu deiner Höheren Macht. Am Anfang reicht es vollkommen aus, bei deinen Entscheidungen zu hinterfragen, was deine Höhere Macht dir in der jeweiligen Situation raten würde. Dabei hilft dir dein gesunder Menschenverstand, deine bisherigen Erfahrungen und deine Intuition.«

»Hmmmm …« Ich konnte mir noch nicht vorstellen, wie das in der Praxis aussehen sollte, und bat Christiane um ein Beispiel. Sie dachte kurz nach und sagte:

»Mir fällt da spontan eine Situation im Flugzeug ein. Ich musste kurz auf die Toilette und als ich dort die Hände waschen wollte, sah ich, dass neben dem Waschbecken überall Papier lag, obwohl direkt daneben ein Mülleimer stand. Mein erster Impuls war, mich über solche Menschen aufzuregen, die so rücksichtslos waren und ihren Dreck überall liegen ließen. Ich war sogar kurz davor, meinen Abfall ebenfalls achtlos neben das Waschbecken zu werfen. Es war ja jetzt eh egal ... Aber ich hinterfragte, was meine Höhere Macht in dem Moment von mir wollen würde. Was wäre aus ihrer Sicht das Beste für mich? Tja, was soll ich sagen? Instinktiv sammelte ich die Papierhandtücher auf, die neben dem Waschbecken lagen, und warf sie in den Mülleimer. Eine kleine Geste, die aber bewirkte, dass es mir wesentlich besserging. Ich hinterließ die Toilette so, wie ich sie selber gerne vorfinden möchte, anstatt mich über andere Leute aufzuregen. Und genauso ist es mit dem Essen. Bevor ich den ersten Suchtbissen zu mir nehme, spüre ich, dass meine Höhere Macht mich davon abhält. Diese tiefe Verbindung zur Höheren Macht kommt aber erst mit der weiteren Schritte-Arbeit. Wir sind durch unseren Eigenwillen von ihr abgeschnitten und müssen erst den Kanal zwischen uns und unserer Höheren Macht wieder frei machen, also quasi einen Hausputz machen – aber darüber sprechen wir dann im vierten Schritt.«

Ich spürte, dass dieser Schritt für mich einen Wendepunkt darstellen würde. Eine Entscheidung zu treffen, würde bedeuten, dass ich plötzlich die Macht der Wahl hatte, die mir beim Essen gänzlich abhandengekommen war. Jetzt hatte ich tatsächlich die Wahl, entweder die Verantwortung für mich selbst zu übernehmen und eine Höhere Macht in mein Leben zu lassen oder so weiter zu machen wie bisher. Ich hatte verstanden, dass ich mit meinem »Willen« gleichzeitig auch mein »Denken« an die Höhere Macht übergebe. Aber was genau war in dem Zusammenhang mit »Leben« gemeint?

»Ganz einfach«, sagte Christiane. »Mit ›Leben‹ sind all deine körperlichen und geistigen Erfahrungen gemeint, deine Art zu leben, also mit einem Wort: deine ›Handlungen‹.«

»Ich entschließe mich also in diesem Schritt dazu, mein ›Denken‹ und mein ›Handeln‹ an meine Höhere Macht zu übergeben«, fasste ich zusammen.

»Nicht direkt *an* die Höhere Macht, sondern *der Sorge* der Höheren Macht, sozusagen in ihre Obhut. Es ist wichtig zu verstehen, dass es sich um eine liebende Macht handelt, die tief um uns besorgt ist. Dann fällt es uns auch nicht schwer, dieser Macht zu erlauben, über uns zu wachen und unsere Gedanken und Handlungen in ihre Obhut zu geben. Indem wir das tun, werden wir darin bestärkt, unser selbstzerstörerisches Verhalten aufzugeben.«

Das klang für mich immer noch ein bisschen nach Hokuspokus, aber es hatte offensichtlich vielen Menschen dabei geholfen, ihren Weg aus der Sucht zu finden, so dass es einen Versuch wert war.

Ich wollte einen Anfang machen und überlegte, was meine Höhere Macht in Bezug auf mein Essen entscheiden würde. Sicher war es nicht in ihrem Sinn, dass ich mich vollstopfte und alles wieder erbrach. Sie würde dem Essplan, den ich von Christiane bekommen hatte, bestimmt zustimmen. Ich wollte es – zumindest für einen Tag – ausprobieren. Alles andere machte mir Angst. Die Vorstellung, nie wieder in ein warmes, mit schmelzender Schokolade gefülltes Croissant beißen zu können, war für mich unerträglich. Aber ich hielt es für durchaus machbar, nur einen Tag darauf zu verzichten. Am Tag darauf konnte ich ja wieder fressen …

Schritt 3:
»Wir fassten den Entschluss, unseren Willen und unser Leben der Sorge Gottes – wie wir ihn verstanden – anzuvertrauen.«

Erste spirituelle Erfahrung

Ich war auf dem Weg zum Klassentreffen und hatte noch etwa 500 km Fahrt vor mir. Mein Essen hatte ich vorab vorbereitet, abgewogen und in Plastikschüsseln abgepackt. Ich hoffte, wenigstens während der langen Fahrt abstinent zu bleiben, aber ich wusste auch, dass es ein hartes Stück Arbeit sein würde. Für mich waren Autofahrten immer eine willkommene Gelegenheit zu essen. Insbesondere, wenn ich alleine längere Strecken gefahren bin (was berufsbedingt schon sehr häufig vorkam), stopfte ich während der Fahrt alles Mögliche in mich rein, bis nichts mehr reinpasste und ich mich bei der nächsten Raststätte übergeben konnte. Und dann alles noch mal von vorne …

Nur dieses eine Mal wollte ich es während der Autofahrt schaffen, mich an den Essplan zu halten. Es fiel mir schwer. Verdammt schwer. Der Suchtdruck war unerträglich groß und ich vertröstete mich immer wieder um ein paar Minuten. Christiane hatte mal gesagt, dass bei ihr der Suchtdruck mit der Zeit nachlässt, sie müsse nur währenddessen etwas anderes tun und aus dieser Situation rauskommen. Ich hatte ihr versprochen, dass ich sie anrufe, wenn es bei mir wieder so weit war. Es war so weit …

Ich wählte ihre Nummer und sie ging Gott sei Dank auch sofort ans Telefon. Das war wirklich ein gutes Werkzeug. Durch das Gespräch mit ihr, was wie immer sehr liebevoll war, legte sich nach einigen Minuten der Suchtdruck.

»Ich glaube, für dieses eine Mal habe ich den Essdruck überwunden«, sagte ich, selber ziemlich erstaunt.

Was für ein Gefühl! Ich konnte selber gar nicht glauben, was da gerade passierte. Mir war klar, dass der Essdruck wiederkommen würde, aber für diesen Moment hatte ich ihn vertreiben können und das fühlte sich großartig an!

Christiane gab mir noch den Tipp, beim nächsten Mal – sollte ich nicht telefonieren können – einfach das Gespräch mit meiner Höheren Macht zu suchen: »Bete! Bitte deine Höhere Macht darum, dir Kraft zu geben, um abstinent bleiben zu können. Wenn du im Gespräch mit ihr bist, sind deine Gedanken weg vom Essen.«

Sie hatte mal wieder recht.

Was mir dann eine Stunde später passierte, ließ mich fast in die Leitplanke fahren …

Ich spürte erneut den Essdruck in mir aufkommen und voller Panik fing ich an, meine Höhere Macht um Hilfe zu bitten. Gebetsmühlenartig wiederholte ich immer wieder: »Nimm den Essdruck von mir! Nimm den Essdruck von mir!« Ich wünschte es mir so sehr, dass aus meinem Gebet schon fast ein Flehen wurde …

Und dann wurde es plötzlich hell! Richtig hell! Ein gewaltiger Blitz riss den Himmel vor mir auf und erschreckte fast mich zu Tode. Ich brauchte ein paar Sekunden, um mich wieder zu fangen, und spürte dann auf einmal eine unendliche Ruhe in mir … Die Monster wurden plötzlich still und ließen von mir – zumindest für den Moment.

Natürlich kann das alles ein Zufall gewesen sein, aber ich habe es als Zeichen gedeutet, dass ich auf dem richtigen Weg bin. Ich schaffte es tatsächlich, den ganzen Tag über abstinent zu essen, auch wenn ich mich damit nicht richtig wohl fühlte. Dadurch, dass das Essen in meinem Magen blieb, fühlte ich mich total aufgedunsen und schämte mich für meinen dicken Bauch.

So kam es, dass ich bis zum Klassentreffen am nächsten Tag gar nichts mehr aß. Es war schon schlimm genug, dass ich in der Schule immer das Pummelchen war und nie einen Freund abbekam. Ich war nie wirklich dick, aber die anderen Mädchen waren im Vergleich zu mir extrem dünn und genossen somit die volle Aufmerksamkeit der Jungs. Mich schlossen sie aus ihren Cliquen aus, ich passte nicht in ihre Welt. Nicht nur, was das Aussehen betrifft. Ich konnte genauso wenig mithalten, was die teuren Klamotten anging. Meine Eltern waren keine Akademiker und zu Hause musste ich ein Zimmer mit meinem kleinen Bruder teilen. In den Augen meiner Klassenkameraden hatte ich auf einem Gymnasium nichts zu suchen.

Das ständige Lästern, die Witze, die über mich gemacht wurden, das Leben als Außenseiter – all das machte mich sehr traurig. In meiner Verzweiflung fing ich an, extreme Diäten zu machen (die langfristig natürlich nichts brachten) und entdeckte dann irgendwann das Kotzen für mich – die Lösung für all meine Probleme.

Wenn ich nur dünn wäre, dann würde ich glücklich sein. Je weniger Gewicht, desto höher war mein Wert – das glaubte ich damals aus tiefstem Herzen. In was für eine Hölle ich da tatsächlich geriet, wurde mir erst viel später bewusst …

Jetzt wollte ich es allen zeigen! Bei dem Wiedersehen nach so vielen Jahren spürte ich eine gewisse Genugtuung, als ich sah, dass die meisten meiner Mitschüler richtig zugenommen hatten. Plötzlich waren die Rollen vertauscht. Jetzt war ich die attraktive, selbstbewusste, erfolgreiche Frau und ich genoss die Aufmerksamkeit und die vielen Komplimente in vollen Zügen.

Andererseits war ich wiederum neidisch auf die Mamas unter uns. Sie sahen so glücklich und zufrieden aus, dass ich mir daneben wieder total klein vorkam. Sie hatten schon wieder etwas, was ich nicht hatte.

Nach dem Klassentreffen war ich wieder so frustriert, dass ich alle guten Vorsätze vergaß und mich in einen Fressanfall stürzte. Was für ein mühsamer Weg … Ich zweifelte mal wieder an dem ganzen Programm und glaubte nicht daran, dass ich es jemals schaffen würde, aus dieser Hölle rauszukommen. Andererseits hatte ich es auf der Hinfahrt geschafft, abstinent zu bleiben. Warum sollte mir dasselbe nicht noch einmal gelingen?

Zwischen Hoffen und Bangen blickte ich dem nächsten Telefonat mit Christiane entgegen. Wir standen vor dem vierten Schritt und ich hatte es immer noch nicht geschafft, wenigstens für ein paar Tage am Stück abstinent zu bleiben.

Die Werkzeuge der Genesung

Stille Zeit

»Meine Liebe, so leid es mir tut, wir können nicht mehr weiter in den Schritten arbeiten.«

Christianes Worte trafen mich wie eine Ohrfeige. Sie meinte es ernst. Ich spürte Panik in mir aufsteigen, als sie mir unmissverständlich klarmachte, dass wir nur dann mit der Schritte-Arbeit weitermachen würden, wenn ich abstinent bliebe.

Ich hasste sie dafür, dass sie so streng mit mir war. Gleichzeitig wusste ich aber auch, dass sie meine einzige Hoffnung war, um wieder normal essen zu können.

Ihre Erklärung hörte sich für mich vernünftig an. Sie sagte, dass es bei ihr nicht möglich gewesen war, sich ernsthaft mit dem geistigen und seelischen Teil der Krankheit zu befassen, solange sie immer noch körperlich von ihrer »Droge« Zucker abhängig war. Sie empfahl mir noch mal mit Nachdruck, mich an den Essplan zu halten. Die Abstinenz sollte an erster Stelle stehen. Sie sei das Fundament für die weitere Schritte-Arbeit.

»Aber keine Sorge«, sagte sie, als sie meine Panik bemerkte. »Ich werde dich dabei unterstützen, wo ich kann.«

Dafür war ich ihr unendlich dankbar, denn ich wusste, dass ich es alleine niemals schaffen würde. Ich klammerte mich an den Strohhalm und war bereit, alles zu tun, was Christiane von mir verlangte.

Sie gab mir kleine Aufgaben, die mich bei der Abstinenz unterstützen sollten.

Eine der wichtigsten Aufgaben war die »Stille Zeit«. Jeden Morgen sollte ich mir dafür eine halbe Stunde nehmen, was mir persönlich sehr schwerfiel. Schlimm genug, dass ich mir den Wecker eine halbe Stunde früher stellen musste, aber dann auch noch 30 Minuten einfach nur da zu sitzen und *nichts* zu tun, war für mich ein Ding der Unmöglichkeit.

»Dann fange mit fünf Minuten an und wenn das klappt, machst du beim nächsten Mal zehn Minuten«, versuchte Christiane, mir die Angst zu nehmen.

Leichter gesagt als getan. Bei den ersten Versuchen war ich derart hibbelig, dass ich es nicht einmal eine Minute schaffte, ruhig da zu sitzen und an nichts zu denken. Mir ging alles Mögliche durch den Kopf – von der nächsten Steuererklärung bis hin zu dem sehr attraktiven Fitnesstrainer, mit dem ich gemeinsam nach dem Training in der Sauna war. Aaaahhh!!! Das konnte doch nicht wahr sein! Je mehr ich versuchte, an *nichts* zu denken, desto mehr Gedanken schwirrten in meinem Kopf herum.

Christiane gab mir den Tipp, während der Stillen Zeit eine Kerze vor mir aufzustellen und einfach nur die Flamme zu beobachten. Die Konzentration auf die Flamme half mir tatsächlich dabei, meine wirren Gedanken etwas zum Stillstand zu bringen. Ich spürte, dass es mir mit jedem Mal etwas leichter fiel.

In der Stillen Zeit ging es darum, den Kontakt zu meiner Höheren Macht zu suchen. Wie ich das machte, war mir selber überlassen. Ich fand die Vorstellung sehr schön, in der Verlängerung der Kerzenflamme das Licht meines Engels zu sehen. Solange die Kerze brannte, waren wir ganz eng miteinander verbunden und ich konnte jeden Morgen aufs Neue kapitulieren. Immer wieder wiederholte ich mein Gebet:

»Ich bin dem Essen gegenüber machtlos und ich kann mein Leben alleine nicht mehr meistern. Aber DU kannst es! Bitte hilf mir! Ich lege mein Essen ich DEINE Hände. Übernimm DU das Steuer und lasse mich spüren, was DEIN Wille für mich ist. DEIN Wille geschehe, nicht meiner! Steuere meine Gedanken, meine Gefühle und meine Handlungen in die richtige Richtung. Hilf mir dabei – nur für heute –, abstinent zu bleiben …«

Es hat ein paar Wochen gedauert, bis ich wirklich 20 bis 30 Minuten am Stück einfach nur dasitzen und die Verbindung zu meiner Höheren Macht halten konnte.

Mag sein, dass das alles Hirngespinste waren, aber die Stille Zeit – in Verbindung mit den anderen Werkzeugen – half mir tatsächlich dabei, mehrere Tage am Stück abstinent zu bleiben. Und das alleine zählte für mich.

Mittlerweile gibt es auch Apps für das Smartphone, die bei der Meditation unterstützen können. Ich benutze sehr gerne die »Glocke der Achtsamkeit«. Hier kann ich einstellen, in welchen regelmäßigen Abständen (z. B. alle fünf Minuten, alle zehn Minuten …) die Glocke ertönen und mich wieder in das Jetzt zurückholen soll, sollten meine Gedanken zwischenzeitlich abschweifen. Der Klang ist sehr angenehm und wirkt auf mich sehr beruhigend. So werde ich ganz sanft und unaufdringlich daran erinnert, was gerade Priorität hat.

Gelassenheitsgebet

Auch das von mir anfangs belächelte Gelassenheitsgebet half mir sehr in meinem Genesungsprozess. Es wurde mit der Zeit mein täglicher Begleiter. Oft baute ich es in meine Stille Zeit mit ein und dann wurde mir immer wieder klar, dass es sich bei dem Abschnitt »die Dinge zu ändern, die ich ändern kann« oft nur um eine Einstellungssache handelt. Ich muss nichts Großartiges ändern, außer meiner Einstellung.

Das Gelassenheitsgebet wirkte für mich als cholerische Natur vor allem sehr gut in Situationen, in denen ich sehr aufgebracht war. Es verschaffte mir – sofern ich daran dachte – wertvolle Zeit, bevor ich unüberlegt reagieren konnte. Das finde ich bis heute sehr hilfreich.

Aber auch in Situationen, in denen ich ängstlich war oder an mir zweifelte, klammerte ich mich oft an das Gelassenheitsgebet und wiederholte es immer wieder wie ein Mantra. Es hat mir oft die Kraft gegeben, aus Situationen rauszugehen, wo ich sonst einfach verharren würde. Vor allem auf der Arbeit und im Umgang mit meinen Kollegen war es sehr hilfreich. Manche Dinge konnte ich einfach nicht ändern und es gab keine andere Möglichkeit, als die Situation zu ertragen – auch bei der Annahme solcher Situationen half mir das Gelassenheitsgebet sehr.

Ich konnte andere Menschen einfach nicht so lassen, wie sie waren. Gerade, wenn mein Drang, andere zurechtzuweisen und zu ändern, sie wie Schachfiguren nach meinem Willen aufstellen zu wollen, mal wieder sehr groß wurde, half mir dieses Gebet, um innezuhalten und zu erkennen, dass eben nicht alle nach meiner Pfeife tanzen wollen. Anstatt die anderen zu beeinflussen, musste ich *mich* ändern, und das fiel mir wahnsinnig schwer. Aber wenn ich meine Einstellung zu den Dingen änderte, fiel es mir wesentlich leichter, Dinge zu ertragen, die mir nicht passten. Wenn ich z. B. im Urlaub einen Regentag erwischte, hatte ich die Wahl: Ich konnte mich wahnsinnig darüber ärgern und mir damit den Tag verderben oder ich konnte mich darüber freuen, dass ich die Zeit nutzen konnte, um mir z. B. eine Massage oder ein gutes Buch in der Badewanne zu gönnen. Dem Regen war das letztendlich egal, er machte sowieso, was er wollte.

Ich glaube, ich hatte das Wort »Gebet« anfangs ganz falsch verstanden. Früher hatte ich immer darum gebeten, dass genau das passiert, was ich mir wünschte. Heute ist mir klar, dass sowas nicht funktionieren kann. Es gab neulich eine Situation beim Einkaufen, die mir das noch mal verdeutlicht hat.

Ich hatte viel mehr eingekauft als geplant, und musste nach einigen Metern feststellen, dass ich es nicht schaffen würde, alles auf einmal bis nach Hause zu tragen. Ich musste also zweimal laufen und versteckte einen Teil der Einkäufe unterwegs in einem Gebüsch. Auf dem Rückweg hatte ich ein ungutes Gefühl und sagte immer wieder: »Lieber Gott, bitte mach, dass die Tüten noch da sind …«.

Heute würde ich in derselben Situation vollkommen anders beten. Ich würde meine Höhere Macht darum bitten, mir die Kraft zu geben, dass ich die Situation annehmen kann, ganz egal, wie sie ist. Die Bitte um Akzeptanz erleichtert mir den Umgang mit jeder Situation, ohne dass ich sofort in Panik verfalle.

Die wichtigste Lektion aus dem Gelassenheitsgebet war für mich jedoch die Erkenntnis, dass ich die *Wahl* hatte, dem Essdruck nachzugeben oder nicht. Genau das bedeutete »die Weisheit, das Eine vom Anderen zu unterscheiden«. Während meiner ganzen Bulimie-Karriere war ich überzeugt davon, dass ich eben keine Wahl hatte und dass ich daran nichts ändern konnte, wenn ein Essanfall mich überkam. Nach und nach wurde mir aber klar, dass ich – wie in allen Dingen des Lebens – auch beim Essen eine Wahl hatte. Wenn ich spürte, dass z. B. Gefühle wie Verzweiflung, Trauer oder Panik sich aufstauten und einen Essdruck in mir auslösten, wusste ich, dass ich dem nicht nachgeben musste. Ich hatte die Wahl und konnte mich dazu entscheiden, es auszuhalten und die Situation anders aufzulösen. Ich musste nicht die Entladung im Essen suchen. Wenn ich eine Entscheidung getroffen hatte, brauchte ich nur noch die Kraft, diese auch durchzuführen. Um diese Kraft konnte ich meine Höhere Macht bitten, ich konnte sie mir in Meetings, aber auch in Telefongesprächen mit Christiane, meiner »Sponsorin« (wie die persönlichen Mentoren in den A-Gruppen genannt werden), oder mit anderen Betroffenen holen. Es war ein langsamer Lernprozess und die Fortschritte waren winzig, aber alleine die Tatsache, *dass* es Fortschritte gab, ermutigte mich dazu, im Programm weiterzumachen. Und wenn ich mal wieder einen schlechten Tag hatte, konnte Christiane mich meistens mit einem liebevollen Schubser in die richtige Richtung wieder in die Spur bringen. Noch heute hängt an meinem Badezimmerspiegel ein Post-it mit ihren Worten, die mich sehr geprägt haben:

»Hinfallen. Aufstehen. Krone richten. Weitergehen.«

First things first – Ordnung im Leben schaffen

Mein Leben war total chaotisch. Ich setzte mich immer unter Druck und versuchte meistens, mehrere Dinge gleichzeitig zu erledigen. Das hatte oft zur Folge, dass ich am Ende des Tages gar nichts auf die Reihe bekommen hatte. Auf der Arbeit war ich immer die Letzte, die das Büro verließ. Nicht, weil ich fleißiger war als meine Kollegen, sondern weil ich derart unorganisiert war, dass ich all die angefallenen Aufgaben einfach nicht schaffen konnte. Was natürlich unweigerlich zu einem Essanfall führte, damit der aufgestaute Druck nachlassen konnte. Unangenehme Aufgaben schob ich gerne vor mir her, was an sich ja schon eine Unzufriedenheit auslöste. Ich erstickte in der E-Mail-Flut, die teilweise wochenlang unbeantwortet in meinem Postfach lag, und wenn am Monats- oder Quartalsende die Reportings für die Investoren fällig waren, machte sich regelmäßig Panik in mir breit. Ich weiß bis heute nicht, wie ich es geschafft habe, trotz dem ganzen Chaos die Berichte immer fristgerecht abzuliefern.

Natürlich hatte ich immer eine »To-do-Liste« vor mir, aber es fiel mir unheimlich schwer, mich daran zu halten. Ich verzettelte mich einfach viel zu sehr und verlor oft den Fokus. Erst als ich damit anfing, parallel dazu auch eine »Not-to-do-Liste« zu schreiben, war ich in der Lage, etwas Ordnung in mein Leben zu bringen. Genau das machte diesen kleinen Unterschied aus. Ich wusste ja, was ich zu tun hatte, aber was ich auf keinen Fall tun wollte (oder sollte), hatte ich mir vorher nie so deutlich vor Augen geführt. Viele Ablenkungen, die mich daran hinderten, das zu tun, was gerade Priorität hatte, wurden mir dadurch erst richtig bewusst.

So schrieb ich auf meine »Not-to-do-Liste« zum Beispiel: »Keine E-Mails abrufen zwischen 11:00 und 16:00 Uhr!« Es reichte vollkommen, wenn ich mein E-Mail-Programm nur zweimal am Tag öffnete. Niemand erwartete, dass man sofort auf E-Mails reagierte, für mich war es aber schon fast zwanghaft, es zu tun (mal abgesehen von den unangenehmen Anfragen, die ich erfolgreich immer wieder vor mir herschob). Ich versuchte dann immer, mehrere Sachen gleichzeitig zu erledigen, was natürlich regelmäßig in die Hose ging.

Auf meiner »Not-to-do-Liste« stand auch: »Nicht lesen während der Mahlzeit!«

Das war noch ein Relikt aus meiner aktiven Bulimiezeit, wo es für mich nichts Schöneres gab, als gleichzeitig zu essen und ein Buch zu lesen oder in einer Zeitschrift zu blättern. Ich war nicht in der Lage, mich einfach nur auf das Essen zu konzentrieren. Meistens musste parallel dazu noch eine andere Beschäftigung laufen. So merkte ich erst, wenn der Magen kurz vorm Platzen war, wie viel ich tatsächlich in mich reingestopft hatte.

Dieses Werkzeug »Das Wichtigste zuerst« half mir dabei, Ordnung in mein Leben zu bringen und die wichtigen Aufgaben von den unwichtigen unterscheiden zu lernen. Ich lernte – wenn auch sehr langsam –, immer wieder kurz innezuhalten und zu erkennen, was gerade die oberste Priorität hat, um diese Angelegenheiten dann auch zuerst zu erledigen. Alles andere, was mich in dem Moment sonst noch beschäftigte, musste ich einfach beiseiteschieben. Diese Aufgabe erschien mir am Anfang unlösbar und ich hatte regelrecht Panik davor. Aber ich durfte auch erfahren, wie befreiend es sein kann, wenn man wichtige Dinge – vor allem wenn sie unangenehm sind – zuerst erledigt. Wenn man spürt, wie die Last von einem fällt und man plötzlich viel entspannter weitermachen kann.

Auch hier durfte ich viel von Christiane lernen. Sie machte mir klar, dass es für mich lebenswichtig war, meine Abstinenz an erste Stelle zu setzen. Das war das Fundament, auf dem mein ganzes Leben neu aufgebaut werden sollte. So musste ich lernen, bei jeder Entscheidung, die ich traf, zu hinterfragen, ob sie gerade förderlich war für meine Abstinenz. Es gab in meinem Leben nichts Wichtigeres als meine Genesung, also musste ich meinen Tag so organisieren, dass ich ihn mit der Stillen Zeit beginnen konnte, dass ich meinen Essplan befolgte und die Werkzeuge des Programms fest in meinen Tagesplan einbaute. Das hat mich am Anfang total überfordert und ich bin immer wieder rückfällig geworden. Es fiel mir unheimlich schwer, mich an den Essplan und die Essenszeiten zu halten, vor allem, weil ich nicht wollte, dass jemand außerhalb des Programms hinter mein dunkles Geheimnis kommt. Gerade auf der Arbeit schauten die Kollegen etwas verwundert, weil ich mein Essen für den ganzen Tag immer mitschleppte. Essenseinladungen musste ich grundsätzlich ablehnen, weil die Gefahr eines Rückfalls einfach zu groß war. Wenn mich jemand darauf ansprach, hatte ich immer die tollsten Ausreden parat – mal hatte ich eine Magenverstimmung, oder ich hatte schon gegessen und war noch satt, oder ich hatte einfach etwas anderes vor. Aber ich spürte, dass ich auf dem richtigen Weg war und machte trotz der vielen Rückschläge weiter.

Leben und leben lassen

Dieses Werkzeug besteht aus zwei Teilen:»leben« und »leben lassen«. Für mich lag der Schwerpunkt darin, mich auf den ersten Teil, auf mein Leben, zu konzentrieren und mich nicht in das Leben anderer Menschen einzumischen oder zu versuchen, ihnen meine Meinung aufzuzwingen. Alleine das war schon ein Fulltimejob für mich. Ich musste lernen, mich selber und meine Gefühle zu spüren, anstatt einfach so dahinzuvegetieren.

Ich musste daran arbeiten, die Meinungen der Anderen zu respektieren und sie ihren eigenen Weg gehen zu lassen. Diese Arbeit hat mir klargemacht, wie intolerant ich eigentlich war. Das fing schon bei so banalen Dingen wie Fensterputzen an. Wenn meine Nachbarin jede Woche ihre Fenster putzte, konnte ich mich herrlich darüber aufregen. In meinen Augen übertrieb sie maßlos, da ich selber ja nur ein- bis zweimal im Jahr die Fenster putzte. Ja, ich war wirklich gut darin, andere Menschen zu »analysieren«, darin bin ich richtig aufgegangen.

Es gab auch oft Streit in der Familie, wenn ich versucht hatte, anderen meine Meinung aufzudrängen. Ich konnte es nicht ertragen, wenn sie etwas taten, was gegen meine Überzeugung war. So gab es z. B. stundenlange Diskussionen zum Thema »Impfung«. Nur weil ich dagegen war, erwartete ich, dass sich alle anderen danach richteten. Tat es jemand nicht, empfand ich es als persönliche Beleidigung. Ich musste lernen, dass ich meine Meinung nur kundtat, wenn diese auch gefragt war. Wenn jemand meinen Rat nicht haben wollte, hatte ich auch kein Recht, mich einzumischen. Ich mochte es ja selber nicht, wenn sich jemand in mein Leben einmischte. Genauso wenig hatte ich das Recht, über andere Menschen zu urteilen. Ich wusste ja nicht, auf welcher Grundlage sie ihre jeweiligen Entscheidungen trafen oder warum sie so waren, wie sie waren. Jeder Mensch macht seine Erfahrungen im Leben, die ihn prägen und ihn zu der Persönlichkeit werden lassen, die er ist. Hätte ich exakt dieselben Erfahrungen gemacht, würde ich vielleicht in der jeweiligen Situation genauso entscheiden. Ich konnte von außen also gar nicht beurteilen, was gut oder schlecht für andere war.

Wenn ich andere ihr Leben führen ließ, war ich aus der Verantwortung raus, die ich mir angemaßt hatte, und es fiel mir viel leichter, mich auf mein eigenes Leben zu konzentrieren. Vielleicht war aber genau das mein Problem. Ich wollte mich nicht auf mein eigenes Leben konzentrieren müssen. Das hätte ja bedeutet, dass ich mich mit mir selbst auseinandersetzen und herausfinden musste, woraus mein Leben eigentlich bestand. Das war keine schöne Vorstellung ...

Ich habe in dem Zusammenhang mal den Spruch »Nimm dir das Leben. Oder nimm dir das Leben!« aufgeschnappt und konnte mich sehr damit identifizieren. Wenn ich mal derart verzweifelt war, dass ich mir das Leben nehmen wollte, war es beruhigend zu wissen, dass es eine Alternative gab und ich die Wahl hatte, mich auch *für* das Leben zu entscheiden.

Christiane gab mir noch einen guten Tipp für den Fall, dass die Situation mal eskaliert und man sich gegenseitig mit Vorwürfen überhäuft: Die Parteien setzen sich zusammen und schreiben mindestens zehn positive Dinge über den anderen auf. Das ist vor allem dann schwierig, wenn man gerade auf jemanden wütend ist. Um die Aufgabe zu erleichtern, ist es erlaubt, eine (und nur eine!) negative Eigenschaft aufzulisten. Das Ganze führt automatisch dazu, dass einem plötzlich bewusst wird, mit was für einem tollen Menschen man es eigentlich zu tun hat. Man betrachtet die Situation plötzlich aus einem anderen Blickwinkel, was wiederum bewirkt, dass Groll und Wut oft von selbst vergehen.

Es war für mich eine völlig neue Erfahrung, zu akzeptieren, dass es auch andere Ansichten gab als meine und dass diese unter Umständen sogar richtig sein konnten. Wenn jemand nicht meiner Meinung war, bedeutete dies nicht, dass er auch automatisch etwas gegen mich persönlich hatte. Es war durchaus möglich, sich gegenseitig zu respektieren, ja sogar zu mögen, auch wenn man unterschiedliche Ansichten hatte.

Das Motto »Leben und leben lassen« befreite mich von dem Bedürfnis, andere zu kritisieren und zu bewerten, und erlaubte mir dadurch, mich auf die wirklich nützlichen Dinge in meinem Leben zu konzentrieren.

Eile mit Weile – in der Ruhe liegt die Kraft

Wir sind nicht perfekt. Niemand ist es. Jeder Mensch macht Fehler und das ist auch vollkommen in Ordnung. Wichtig ist es, dabei zu verstehen, dass wir kein Fehler *sind*, nur weil wir Fehler machen. Wir können für unsere Fehler Verantwortung übernehmen, indem wir ehrlich zu uns sind und nicht verurteilend. Wenn uns das bewusst wird, können wir wesentlich entspannter mit Situationen umgehen, die uns sonst in Angst und Panik versetzen würden.

Dieses Werkzeug half mir, einen Gang zurückzuschalten, wenn ich es eilig hatte. Es hat mich oft vor dem gefährlichen ersten Sucht-bissen bewahrt, den ich aufgrund meiner Panik normalerweise zu mir genommen hätte. Wenn ich zu mir selber »Bleibe ruhig!« sagte, gab mir das einen Moment Zeit zum Durchatmen. Oft war das alles, was ich brauchte, um mich selbst vor einem dummen Fehler zu bewahren.

Mich versetzten z. B. die monatlichen Reportings auf der Arbeit regelrecht in Panik. Qualitativ hochwertige Arbeit unter Zeitdruck abzuliefern, war nicht einfach. Die Investoren (unsere Auftraggeber) waren diesbezüglich sehr pingelig und duldeten keine Fehler. Sobald es bei den Zahlen Unstimmigkeiten gab, wurde ich hektisch. Das hatte zur Folge, dass ich unkonzentriert arbeitete und dadurch noch mehr Fehler machte. So war es keine Seltenheit, dass ich in solchen Fällen noch die halbe Nacht im Büro saß, um die Fehler zu beheben. Natürlich hatte ich dabei im Vorfeld darauf geachtet, dass meine Essensvorräte für die Überstunden ausreichten.

Ich musste einfach lernen, ruhiger zu werden und mit mehr Leich-tigkeit durchs Leben zu gehen. Die jeweilige Situation blieb ja die-selbe, aber ich konnte einfach anders darauf reagieren, wenn ich eine entspannte Haltung dazu hatte. Damit ging es mir wesentlich bes-ser. Da mein Körper aber den Dauerstress-Zustand gewohnt war, erforderte es viel Arbeit und Geduld, bewusste Entspannung zu erle-ben, ohne diese mit Essen herbeiführen zu müssen.

Wenn ich mal wieder im Rückfall war, bat Christiane mich darum, alles aufzuschreiben, was ich gegessen und getrunken hatte. Wie habe ich mich darüber aufgeregt! Ich hasste sie insgeheim dafür, aber ich tat es – wenn auch mit viel Widerwillen. Es passte mir überhaupt nicht in den Kram, dass sie genau wissen wollte, wie viele Tafeln Schokolade oder wie viel Liter Vanilleshake ich verdrückt hatte.

Wenn ich die Situation aber mit etwas mehr Ruhe betrachtete, wurde mir klar, dass es gar nicht darum ging, dass Christiane mich kontrollieren wollte. Durch das Aufschreiben sollte ich mir selber vor Augen führen, was ich an einem Tag alles gegessen hatte. Und das Ergebnis war jedes Mal schockierend. Ich hatte täglich etwa 50 Euro für Lebensmittel ausgegeben, die ich dann später wieder erbrach. Mal war es auch etwas weniger, mal etwas mehr – je nachdem, wie viele Fressanfälle mir am Tag möglich waren. Diese Erkenntnis war wie eine Ohrfeige für mich, aber es war eine wichtige und hilfreiche Erfahrung. Ich hatte in meinem Job zwar gut verdient, hatte aber irgendwie nie Geld übrig. Jetzt wusste ich warum – ich hatte es schwarz auf weiß ...

Es hat etwas gedauert, bis ich aufgehört hatte, alles zu hinterfragen, was Christiane mir geraten hatte. Letztendlich tat es mir sehr gut, ruhig zu bleiben und darauf zu vertrauen, dass auch die vermeintlich unangenehmen Dinge etwas Positives an sich haben.

Aufgeschlossenheit

Eine besondere Herausforderung für mich war das Werkzeug »Aufgeschlossenheit«. Es war essentiell für meine Genesung. Ich musste offen sein für Neues, egal ob es sich um den Essplan handelte oder darum, plötzlich eine Höhere Macht oder eine Sponsorin in meinem Leben zu haben, deren Ratschläge ich strikt befolgte. Wie Fressen und Kotzen ging, das wusste ich. Aber wie »Nichtfressen« ging, das wusste ich nicht. Das wusste meine Sponsorin viel besser, also lag es auf der Hand, aufgeschlossen zu sein für ihre Empfehlungen.

Bevor ich ins Programm kam, war ich ein total verschlossener Mensch. Ich hatte Angst davor, dass meine Person mit jeder Sache, über die ich redete, angegriffen würde und ich womöglich dann gar keine Existenzberechtigung mehr hätte. Deswegen zog ich mich lieber in mein Schneckenhaus zurück.

Heute bespreche ich Probleme im Umgang mit Menschen mit meiner Sponsorin. Natürlich gefällt mir nicht immer alles, was sie sagt. Aber selbst wenn mir ihre Ratschläge auf den ersten Blick lächerlich erscheinen, ist es wichtig, mir Zeit zu nehmen und darüber nachzudenken. Danach habe ich immer noch die Möglichkeit, darauf zu reagieren. Vielleicht erkenne ich, dass sie recht hat und es sich dabei um ein echtes Aha-Erlebnis handelt. Oder ich bin der Meinung – nachdem ich darüber nachgedacht habe –, dass sie im Unrecht ist. Auch das teile ich ihr natürlich mit.

Es geht in erster Linie darum, dass ich aufgeschlossen bin für die Botschaft, sonst könnte sie mich ja gar nicht erreichen. Beurteilen kann ich sie später immer noch. Und das gilt nicht nur für die Zusammenarbeit mit meiner Sponsorin, sondern für alle zwischenmenschlichen Beziehungen. Eine verschlossene, ablehnende Grundhaltung stellt ein Hindernis dar für jegliche Information, sie schottet mich ab und macht mich einsam. Mich hatte die Sucht so fertiggemacht, dass ich irgendwann die Bereitschaft dazu hatte, dieses Werkzeug zu benutzen.

Für mich, die sich immer in den Vordergrund drängen und von allen bewundert werden wollte, war es schwer zu akzeptieren, dass ich mich mehr aufs Zuhören konzentrieren und weniger reden sollte. Der liebe Gott hat uns nicht ohne Grund einen Mund und zwei Ohren gegeben. Diese Lektion habe ich vor allem bei den Meetings gelernt. Dort durfte ich zwar zuhören, selber aber nicht teilen. Das Teilen im Meeting war den Mitgliedern erst nach 90 Tagen Abstinenz erlaubt. Das war für mich eine seltsame, aber auch wunderbare Erfahrung zugleich. Durch das Zuhören konnte ich enorm viel lernen, was mich in meiner Entwicklung wesentlich weitergebracht hat. Während ich selber rede, habe ich ja nicht die Möglichkeit, Neues zu lernen. Christiane sagte in dem Zusammenhang einen Satz, der es auf den Punkt bringt:

»Nimm die Watte aus den Ohren und stecke sie in den Mund.«

Dankbarkeitsliste

In meinem Leben gab es meiner Meinung nach nichts, wofür ich hätte dankbar sein können. Es drehte sich alles nur ums Essen. Essen war das erste, woran ich morgens nach dem Aufstehen dachte, Essen war der letzte Gedanke, den ich nachts vor dem Einschlafen hatte. Ich freute mich nicht auf den Tag, weil ich etwas Schönes vorhatte, ich freute mich auf das befriedigende Gefühl, wenn ich den ersten Bissen in den Mund schob. Es gab nichts, was mich außer Essen noch glücklich machte.

Und jetzt sollte ich plötzlich jeden Abend eine Dankbarkeitsliste schreiben! Das war für mich ein Ding der Unmöglichkeit. Ich sah absolut nichts Positives in meinem Leben, weil ich so sehr auf meine Krankheit fixiert war. Selbst wenn mir mal etwas Schönes passierte oder ich einen Erfolg zu verbuchen hatte, habe ich das meistens heruntergemacht, in der Annahme, das sei nichts Besonderes.

So kam es, dass ich abends vor meinem Notizblock saß, auf das weiße Blatt starrte und keinen Schimmer hatte, was ich aufschreiben sollte. Ich fand dieses Werkzeug total dämlich, was ich Christiane gegenüber auch ganz ehrlich zugab.

Sie kannte die Situation, es ging ihr am Anfang auch nicht anders. Dennoch erwartete sie von mir, dass ich es tat. Sie sagte: »Ein dankbares Herz frisst nicht«, und das hatte für mich etwas sehr Beruhigendes. So fing ich an, jeden Abend den vergangenen Tag zu analysieren. Ich bemühte mich, in allem etwas zu finden, was mich froh und dankbar machte. Allerdings war ich derart von negativen Gedanken gesteuert, dass ich keine andere Wahl hatte, als wenigstens diese aufzuschreiben und dann zu schauen, ob ich etwas Positives aus der jeweiligen Situation herausziehen konnte. Mit etwas Übung gelang es mir tatsächlich, drei Dinge zu finden, die ich aufschreiben konnte:

Ich hatte keine Lust, morgens so früh aufzustehen und zur Arbeit zu fahren. Aber ich hatte trotzdem meine Stille Zeit eingehalten, dafür konnte ich doch dankbar sein! Auch wenn ich mal wieder zu spät ins Büro kam und es deswegen Ärger gab, konnte ich ja immer noch dankbar sein für den strahlenden Sonnenschein, der mich draußen begrüßt hatte. Ich konnte dankbar sein für ein schönes Telefonat, selbst wenn die anderen 20 Telefonate an diesem Tag schrecklich waren ... Jede abstinente Mahlzeit war es wert, in die Dankbarkeitsliste aufgenommen zu werden.

Nach und nach stellte ich fest, dass es in meinem Leben einiges gab, wofür ich dankbar sein konnte. Ich war demgegenüber nur nicht aufgeschlossen und konnte es vor lauter Selbstmitleid nicht erkennen. Aber Dankbarkeit kann man trainieren wie einen Muskel. Man fängt mit kleinen Schritten an und eines Tages wird sie zu einer lieben Angewohnheit, die man nicht mehr missen möchte.

Nur für heute ...

Solange ich die Möglichkeit hatte, Tag und Nacht bei Christiane anzurufen, konnte ich relativ gut an meiner Abstinenz arbeiten. Umso größer war der Schock, als sie mir mitteilte, dass sie die nächsten Tage nicht erreichbar sein würde. Ihre Mama lag im Sterben und sie wollte zu ihr nach Südafrika fliegen. Das konnte ich natürlich verstehen, aber was sollte ich nur ohne sie machen? Wie sollte ich denn meinen Essdruck alleine in den Griff bekommen?

Zum Glück hatte Christiane auch dafür eine Lösung gefunden. Sie besorgte mir für die Zeit ihrer Abwesenheit eine »Ersatzsponsorin«, die sich ebenfalls sehr rührend um mich gekümmert hat. Wie wichtig es war, in der Schritte-Arbeit nicht alleine zu sein, zeigte sich sehr schnell, als ich wie aus heiterem Himmel Lust auf Süßes verspürte. Die Ersatzsponsorin gab mir einen sehr guten Tipp, der mir tatsächlich dabei half, abstinent zu bleiben:

»Stelle die vor, dass das nichts als Plastik ist. Genauso wenig wie du Gift trinken würdest, würdest du auch nicht daran denken, Plastik zu essen.«

Dennoch konnte ich ihr gegenüber nicht ganz so offen sprechen, wie ich es bei meiner »echten« Sponsorin tat. Christiane war einfach die Einzige, der ich blind vertraute.

Eine Woche nach ihrer Abreise, erhielt ich eine E-Mail von ihr. Ich war derart gerührt, dass ich anfing zu weinen. Selbst in dieser schweren Zeit, wo ihre Mama sie am meisten brauchte, dachte sie an mich und sorgte sich um meine Abstinenz. Womit hatte ich das nur verdient? Ich las die E-Mail immer und immer wieder und war unendlich dankbar für die zusätzlichen Tipps, die sie mir darin gab:

Meine liebe Nina,

ich hoffe, es geht Dir gut und dass Du mit Hilfe der Werkzeuge und Deiner Höheren Macht eine leichte Abstinenz hast.

Meiner Mama geht es leider immer schlechter, sie liegt seit gestern im Koma. Ich konnte sie aber Gott sei Dank noch mal sehen, als sie noch bei Bewusstsein war, und ich glaube, sie hat mich auch erkannt. Sie konnte zwar nicht mehr reden, aber sie hat meine Hand ganz fest gedrückt, als ich ihr gesagt habe, wie sehr ich sie liebe. Ich weiß, dass auch sie mich liebt, das habe ich gespürt. Wir hatten früher leider sehr viel Streit gehabt, konnten uns aber vor kurzem versöhnen und Frieden miteinander schließen. Auch das habe ich dem Programm zu verdanken.

Wir werden darüber zu einem späteren Zeitpunkt noch intensiver sprechen. Daher möchte ich Dich ermutigen, dabei zu bleiben, immer nur für einen Tag. Nutze die Werkzeuge, mache Deine Telefonate und besuche Meetings.

Eine hilfreiche Ergänzung zu den Werkzeugen sind die »nur für heute«-Gedanken, die ein wichtiger Bestandteil meines Lebens sind. Ich muss mich immer wieder daran erinnern, dass ich nur für heute, nur für diesen einen Tag, lebe. Natürlich kann ich auch mal zurück oder in die Zukunft blicken, aber ich darf nicht zulassen, dass die Gedanken über Vergangenes oder das, was kommen könnte, meinen ganzen Tag bestimmen. Wenn ich in der Vergangenheit verharre, sind meine Gedanken voller Groll und beeinflussen dementsprechend meine Gegenwart. Bin ich zu sehr in der Zukunft, wird mein Leben von Angst bestimmt. Erfahrungen aus der Vergangenheit werden in die Zukunft projiziert, wodurch Angst entsteht, die oft unbegründet ist. Ich verliere mich im »Was, wenn ...« so sehr, dass ich nicht in der Lage bin, mich auf das Jetzt zu konzentrieren. Das Leben findet jedoch weder in der Vergangenheit noch in der Zukunft statt, es passiert JETZT.

Es gibt viele Dinge, die ich **nur für heute** tun kann, die mir aber große Angst machen würden, wenn ich wüsste, ich müsste sie für immer tun. Alleine der Gedanke, nie wieder Schokolade essen zu können, löst bereits Panik in mir aus. Aber mit der Vorstellung, **nur für**

heute keine Schokolade zu essen und morgen wieder so viel essen zu können, wie ich will, kann ich mittlerweile ganz gut leben.

Jeden Tag bis an mein Lebensende eine halbe Stunde im Stillen verbringen zu müssen? Gott bewahre! Aber **nur für heute** kann ich es tun.

Nur für heute kann ich viele Dinge tun, die mir das Leben und die Abstinenz erleichtern. Es sind oft Kleinigkeiten, die aber eine große Wirkung haben. Ich kann mir vornehmen, heute jemanden zu loben für das, was er getan hat. Ich kann dem Rettungssanitäter meine Wertschätzung aussprechen, mich bei der Krankenschwester für ihre aufopfernde Arbeit bedanken, oder einfach nur der Frau in der Fußgängerzone ein Kompliment machen für ihre tolle Frisur. Das ist mir anfangs sehr schwer gefallen, weil ich durch meine Selbstbezogenheit gar kein Auge dafür hatte, was für tolle Menschen um mich herum waren. Es erfordert ein wenig Übung und Disziplin, aber es lohnt sich! Jeder Mensch freut sich über (ehrlich gemeintes!) Lob. Und die Gewissheit, dass jemand wie ich dazu in der Lage ist, einem anderen Menschen ein Lächeln ins Gesicht zu zaubern, ist ein unbeschreiblich schönes Gefühl.

Die Steigerung davon ist, jemandem etwas Gutes zu tun, ohne dabei entdeckt zu werden. **Nur für heute** kann ich mir vornehmen, eine anonyme Spende zu machen, die Mülltonnen meiner Nachbarn nach der Leerung wieder reinzuholen oder einer fremden Person im Café das Getränk zu bezahlen. Gerade für mich, die immer nach Anerkennung dürstet, ist es sehr wichtig, regelmäßig daran erinnert zu werden, dass ich Gutes tun kann (und soll), ohne dafür eine Gegenleistung zu erwarten. Mittlerweile weiß ich, dass alles was ich tue – egal ob gut oder schlecht – in genau dem Maße wieder zu mir zurückkommen wird. Ich habe die Erfahrung gemacht, dass mir unerwartet viel Gutes passiert, wenn ich selber freundlich, hilfsbereit und zuvorkommend bin.

Genauso schön ist es aber auch, wenn ich **nur für heute** etwas Gutes für mich selbst tue. Ich kann etwas Nützliches lesen, um nicht geistig taub zu werden, oder etwas tun, was meine Konzentration und Achtsamkeit erfordert.

Ich kann mich **nur für heute** darin üben, mich mit Kritik zurückzuhalten, auch wenn sie meiner Meinung nach angebracht wäre. Selbst wenn mein Ego sich dagegen sträubt – es ist eine sehr mächtige Übung, andere Menschen mal nicht verbessern oder maßregeln zu wollen und einfach zu akzeptieren, wenn es mal nicht nach den eigenen Wünschen geht.

Es gibt viele Dinge, die ich ungern tue und daher immer wieder aufschiebe. Wenn ich aber **nur für heute** eine Sache erledige, die ich ungern tue, werde ich sehr stolz auf mich sein. Das kann ein Anruf sein, ein Behördengang oder die Bügelwäsche – völlig egal. So wächst mit jeder erledigten Aufgabe täglich das Vertrauen in mich selbst.

Probiere es aus, nur für heute!

Gute 24 Stunden,
Deine Christiane

Vierter Schritt – die Inventur

Nach ihrer Rückkehr aus Südafrika telefonierte ich fast täglich mit Christiane. Sie half mir dabei, die Werkzeuge fest in mein Leben einzubinden und so immer klarer zu werden in meiner Abstinenz. Wann immer mir Zweifel kamen oder ein Problem mir zu groß erschien, schaffte sie es mit ihrer einfühlsamen Art, mich wieder in die richtige Spur zu bringen. Sie hat mich gelehrt, dass kein Problem vor mir so groß ist wie die Kraft hinter mir.

Mit den ersten drei Schritten, den Werkzeugen und den Meetings hatte ich einen Rahmen gebildet, in welchem meine Genesung stattfand. Nun musste ich die Beziehung zu meiner Höheren Macht vertiefen, denn nur so konnte ich dauerhaft von meiner Krankheit geheilt werden.

Wenn meine Höhere Macht mein Denken lenken sollte, musste ich ihr freiwillig meinen Willen überlassen. Das hatte ich verstanden.

»Das geht aber nur, wenn wir unseren Kopf frei machen von den Dingen, die uns daran hindern«, sagte Christiane, die sehr froh darüber war, dass ich nach so vielen Rückfällen endlich mehrere Wochen am Stück abstinent geblieben war. Ich hatte nun einige 24 Stunden ohne Essanfälle hinter mir, so dass sie bereit war, den nächsten Schritt mit mir zu gehen.

»Es ist eine Sache, mit dem Essen und Erbrechen aufzuhören, aber nicht wieder damit anzufangen ist dagegen eine ganz andere Hausnummer. Wenn wir dauerhaft abstinent bleiben wollen, ist es zwingend erforderlich, dass wir unser Leben ändern. Der vierte Schritt ist die Vorbereitung darauf, uns von den zerstörerischen Mustern in unserem Denken zu befreien. Sie sind der Ursprung all unserer Probleme.«

Christiane machte eine Pause und schaute mich an, um sicherzu-
gehen, dass ich ihr folgte. Ich nickte kurz und sie fuhr fort:
»Weißt du, nicht die Essstörung ist es, die unseren Wahnsinn verursacht. Es ist genau umgekehrt – unser Wahnsinn hat uns in die
Essstörung getrieben! Durch die Magersucht und Bulimie können
wir diesen Zustand überhaupt ertragen. Wenn wir also genesen wollen, müssen wir unsere verrückte Art zu denken ändern.«

Naja, dass es mir an geistiger Gesundheit mangelte, konnte ich
mittlerweile nicht mehr abstreiten. Wer monatlich mehrere hundert
Euro nur für Fressanfälle ausgibt, kann die Bezeichnung »wahnsin-
nig« durchaus für sich beanspruchen. Christiane untermauerte ihre
Worte mit einem sehr anschaulichen Beispiel. Sie verglich unsere
Sucht mit einem Eisberg. All die sichtbaren Verhaltensweisen, wie das
Hungern, das Überessen, das Erbrechen, die Heimlichtuerei, die stän-
digen Lügen und Ausreden, bildeten dabei nur die Spitze des Eisbergs:

»In dem vierten Schritt tauchen wir zu dem Unterwasserteil dieses Eisbergs herab, um uns mit den unsichtbaren, verrückten Denk-
prozessen zu beschäftigen, die es uns unmöglich machen, eine intensive Beziehung zu unserer Höheren Macht aufzubauen. Um überhaupt
etwas an uns verändern zu können, müssen wir herausfinden, worum
es dabei genau geht. Wir müssen – wie bei einer Geschäftsinventur –
eine Bestandsaufnahme machen und dabei gnadenlos ehrlich sein.«

Na toll! Alleine die Vorstellung, mich mit mir selbst auseinander-
zusetzen und dabei auch noch ehrlich sein zu müssen, versetzte mich
ich als Suchtmenschen in Panik. Mir war klar, dass dabei einige Dinge
hochkommen würden, die mir nicht gefielen.

»Wenn wir genesen wollen, müssen wir uns verändern. Der erste
und wichtigste Schritt zur Veränderung ist Ehrlichkeit. Siehe es wirklich wie eine Inventur im Supermarkt«, ermutigte Christiane mich
erneut. »Auch da gibt es Waren, die beschädigt oder nicht mehr ver-
käuflich sind, und es macht durchaus Sinn, sich davon zu trennen,
um Platz für neue Waren zu machen.«

»Ich muss also alle schlechten Charaktereigenschaften von mir aufschreiben, um mich ihrer dann zu entledigen?«

»Korrekt«, erwiderte Christiane. »Wir müssen zurück in unsere Vergangenheit und genau schauen, welche Situationen es waren, die in uns Groll, Angst, Ärger, Neid, Missgunst, Selbstmitleid, Eifersucht, Intoleranz, Hass, negatives Denken und andere negative Gefühle hervorgerufen haben. Natürlich können wir die Vergangenheit nicht ändern, aber wir können uns mit ihr auseinandersetzen und versöhnen, indem wir alle damit verbundenen Gefühle zulassen. Vielleicht verstehst du jetzt, warum es so wichtig ist, bei diesem Schritt abstinent zu sein. Wenn du zwanghaft isst, drückst du deine Gefühle weg und verhinderst damit, dass sich der Schmerz aus der Vergangenheit von dir verabschieden kann.«

Das leuchtete mir ein.

»Als ich meine erste Inventur geschrieben hatte, fühlte ich mich regelrecht befreit, wie nach einer Beichte. Es war das Liebevollste, was ich je für mich selber getan hatte«, fuhr Christiane fort.

»Deine erste Inventur?«, fragte ich etwas verwundert.

Sie lächelte: »Ja, es bleibt nicht bei einer Inventur, weil wir uns weiterentwickeln und durch die Arbeit in den Schritten immer wieder neue Erkenntnisse erlangen und diese wieder um eine erneute Inventur erforderlich machen. Aber darum brauchst du dir jetzt noch keine Gedanken zu machen. Wir konzentrieren uns voll und ganz auf deine erste Inventur.«

»Wie sieht denn so eine Inventur aus? Gibt es sowas wie eine Vorlage dafür?«, hakte ich nach.

»Es gibt verschiedene Herangehensweisen. Ich habe meine erste Inventur chronologisch geschrieben, weil meine Sponsorin das für sinnvoll hielt. Sie war der Meinung, dass sie mich so noch intensiver kennen lernen würde und somit auch besser verstehen könnte, woher meine Charakterfehler kommen. Also habe ich mir mein ganzes Leben in zeitlicher Abfolge angeschaut und alles aufgeschrieben, was mir irgendwie wichtig erschien, ohne darüber nachzudenken, ob das jetzt dahin gehört oder nicht.«

Ich nickte und fasste zusammen:»Dann schreibe ich meine Inventur auch am besten wie eine Biographie und achte dabei darauf, mich vorwiegend auf meine Fehler zu konzentrieren, richtig?«

Christiane musste lächeln:»Lasse dich einfach treiben und vertraue darauf, dass deine Höhere Macht deine Hand führen wird. Es ist erstmal nur eine Bestandsaufnahme und wie bei jeder normalen Geschäftsinventur auch, wird sicher nicht gleich der gesamte Bestand schlecht sein. Das Fazit meiner Sponsorin war damals, dass bei mir nicht alles gut gewesen ist, aber es war auch nicht alle schlecht. Jeder Mensch hat gute und schlechte Charaktereigenschaften, nur tun wir Süchtigen uns oft sehr schwer damit, uns unsere guten Seiten einzugestehen.«

Sie überlegte kurz, bevor sie weitersprach:

»Aber bevor es für dich ans Schreiben geht, sollten wir uns ein paar Charakterfehler genauer anschauen. Lass uns zuerst über Groll reden, das ist der größte Übeltäter überhaupt.«

Groll

Ich hatte keinen blassen Schimmer, was ich zu dem Thema Groll bei-tragen konnte. Mir war nicht mal bewusst, was Groll wirklich bedeu-tet.

»Wenn ich ehrlich bin, kann ich damit nicht wirklich etwas anfan-gen. Ich habe keinen Groll«, sagte ich, nachdem ich kurz darüber nachgedacht hatte.

Christiane lächelte.

»Hattest du nie das Gefühl, dass dir Unrecht widerfahren ist?«

Natürlich hatte ich das! Und wie. Ständig! Aber dann war ich meis-tens wütend. War das dasselbe wie Groll?

Nein, das war es nicht, wie Christiane mir erklärte. Groll entsteht erst, wenn ich das Gefühl, was mit dem an mir verübten Unrecht verbunden ist, immer wieder von neuem fühle. Wir Menschen sind nun mal ichbezogene Wesen und wenn eines unserer Grundbedürf-nisse, die unser Überleben sichern, bedroht oder verletzt wird, emp-finden wir das als Unrecht. Aus dem Unrecht wird schnell Groll, je öfter wir an die Situation zurückdenken.

»Gestern habe ich mich maßlos über meine Kollegin Ute geärgert, die hinter meinem Rücken über mich gelästert und mich beim Chef angeschwärzt hat«, platzte es aus mir heraus. »Ich fühlte mich unge-recht behandelt, hatte Angst um meinen Job und konnte deswegen die ganze Nacht nicht schlafen. Je mehr ich mich in die Situation reingesteigert habe, desto größer wurde die Wut auf meine Kollegin. Meinst du das vielleicht?«, fragte ich neugierig.

»Ja genau!«, erwiderte Christiane. »Aus dem Unrecht hat sich Groll entwickelt, weil du das Unrecht in Gedanken immer wieder abspielst. Je mehr du darüber nachdenkst, desto tiefer wird dein Groll.«

»Oh ja, du kannst dir gar nicht vorstellen, wie viele Rachepläne ich seitdem geschmiedet habe …«, gab ich zu. »Ich will es ihr heim-zahlen, doppelt und dreifach!«

»Ich weiß, dass du das jetzt nicht hören möchtest, aber damit schadest du nur dir selber«, sagte Christiane. »Das Gemeine an Groll ist, dass dieser wie ein Bumerang immer wieder zu uns zurückkehrt. Wenn wir grollen, lassen wir automatisch zu, dass die Person, gegen die wir Groll hegen, unser Leben bestimmt. Wir geben ihr die Schuld daran, dass es uns schlecht geht, sehen uns selber als unschuldiges Opfer und ertrinken in Selbstmitleid. Je mehr wir uns mit ihr beschäftigen, desto mehr Macht hat sie über uns. Du hast bestimmt schon mal von dem Spruch gehört: ›Groll hegen ist das gleiche, wie Gift trinken, in der Hoffnung, dass der andere dabei stirbt.‹ Du vergiftest deine Gedanken, um Ute zu verletzen. Und obwohl Ute von alldem nichts mitbekommt, beherrscht sie deine Gedanken, deine Handlungen und somit auch dein Leben. Solange sie das tut, kann deine Höhere Macht nicht in dir wirken, weil du sie damit aus deinem Leben aussperrst.«

»Das leuchtet ein«, sagte ich. »Aber was kann ich dagegen tun?«

»Was glaubst du, welche deiner Naturinstinkte wurden in der Situation verletzt?«, fragte Christiane.

»Naja, ich hatte Angst, meinen Job zu verlieren, und ich befürchtete, dass die anderen Kollegen schlecht über mich denken würden, nach all dem, was sie über mich erzählt hatte.«

Christiane fasste zusammen: »Du sahst also deine materielle Sicherheit, deine Existenz und dein Bedürfnis nach harmonischen sozialen Beziehungen bedroht.«

Ich nickte zustimmend. Mir wurde plötzlich klar, was meine Wut verursacht hatte und dass sie lediglich eine von mir gewählte Reaktion auf die Bedrohung meiner Naturinstinkte war. Weder Ute noch ihre Intrigen waren verantwortlich für meinen Groll. Es war die Art und Weise, wie ich darauf reagierte! Wenn ich mir klarmachte, dass ich Ute nicht ändern konnte und dass ich keinen Einfluss darauf hatte, was sie tat, konnte ich die Situation in einem ganz anderen Licht betrachten.

»Es ging dabei gar nicht um Ute als Person«, bestätigte Christiane. »Es war ihr Verhalten, welches dich wütend machte, korrekt?«

Ich nickte nachdenklich, während sie fortfuhr:

»Und wenn du es genauer betrachtest, lag die Entscheidung, ob du mit Wut und Ärger darauf reagierst, gar nicht bei Ute, sondern ganz alleine bei dir selber. Du hast dich dafür entschieden, das Geschenk anzunehmen.«

»Hä? Was denn für ein Geschenk?«, fragte ich verwirrt.

Christiane schmunzelte. Es gibt eine kleine Zen-Geschichte, die es auf den Punkt bringt:

»Einmal lebte ein großer, weiser Krieger. Er war zwar schon etwas in die Jahre gekommen, konnte aber dennoch jeden Herausforderer besiegen. Dies war überall im Land bekannt und viele Schüler hatten sich bei ihm eingefunden.

Eines Tages kam ein junger Schwertkämpfer von zweifelhaftem Ruf ins Dorf. Er wollte unbedingt der erste sein, der den großen Meister bezwingt. Neben seiner Stärke besaß er die abschreckende Fähigkeit, die Schwächen seines Gegners zu erkennen und auszunutzen. Er würde den ersten Schlag seines Gegners abwarten und sobald dieser sich eine Blöße gab, ihm mit gnadenloser Kraft und blitzartiger Schnelligkeit einen Stoß versetzen. Bisher war noch keiner bei einem Duell mit ihm über den ersten Schlag hinausgekommen.

Der alte Meister akzeptierte die Herausforderung, obwohl ihm alle davon abrieten. Als die beiden in Stellung gingen, begann der junge Krieger, den Meister zu beschimpfen und zu beleidigen. Er schmiss Dreck und spuckte ihm ins Gesicht. Der Meister aber störte sich nicht daran. Er stand einfach bewegungslos und ruhig da. Irgendwann hatte sich der junge Krieger derart verausgabt, dass er sich geschlagen gab und beschämt von dannen zog.

Etwas enttäuscht darüber, dass ihr Meister den überheblichen Herausforderer nicht zurechtgewiesen hatte, versammelten sich seine Schüler um ihn und baten um eine Erklärung.

›Wie konntet Ihr solch eine Schmach über Euch ergehen lassen? Wie kam es, dass er ohne zu kämpfen von dannen zog?‹

>Wenn jemand kommt, um dir ein Geschenk zu geben, und du nimmst es nicht an<, antwortete der Meister, >wem gehört dann das Geschenk?<«

Ich bekam Gänsehaut. Die Lösung ist wirklich so einfach wie genial! Anstatt mich über sie zu ärgern, hätte ich mich dafür entscheiden können, ihr »Geschenk« einfach nicht anzunehmen. Somit wäre es ihr Problem geblieben und ich hätte damit nichts mehr zu tun gehabt ...

Leider hatte ich dieses Geschenk aber schon angenommen und konnte den Groll nicht einfach so abschütteln. Natürlich ist Groll, nüchtern betrachtet, nichts anderes als verschwendete Zeit. Aber meine persönliche Wahrnehmung war durch den Groll schon derart verzehrt, dass ich mich aus dieser Spirale nicht mehr befreien konnte.

»Bete für sie«, sagte Christiane, als hätte sie meine Gedanken lesen können.

»Ich soll ... WAS?« Im ersten Moment dachte ich, ich hätte mich verhört. Aber Christiane meinte es offensichtlich ernst.

»Mir hilft es immer, wenn ich für die Menschen bete, die mir besonders auf die Nerven gehen und mich aus meiner inneren Balance werfen. Ich bitte Gott, dass er ihnen all das geben möge, was ich mir für mich selber wünsche: Gesundheit, inneren Frieden, Liebe, finanzielle Sicherheit ... Ich sehe diesen Menschen auch als spirituell krank an und bitte Gott, mir die Geduld zu geben, die ich auch einem kranken Freund gewähren würde.«

»Vergiss es!«, protestierte ich. »Wie stellst du dir das vor? Ich kann doch nicht für jemanden beten, den ich nicht ausstehen kann!«

»Dann bitte um die Bereitschaft, es tun zu können!«, sagte Christiane sehr bestimmend.

Oh Mann, ging das schon wieder los! Alles in mir sträubte sich dagegen. Ich wollte Ute nichts Gutes wünschen und Geld schon mal gar nicht!

»Mindestens zwei Wochen lang. Jeden Tag«, hörte ich Christiane sagen. »Und wenn das nicht reicht, dann bete weitere zwei Wochen.«

»Bitte tu mir das nicht an! Bitte …« Vor lauter Verzweiflung fing ich an zu weinen.

Christiane nahm mich in den Arm, blieb aber konsequent: »Es ist leichter, als du denkst, glaub es mir.« Sie reichte mir ein Taschentuch.

»Ich kann nicht …«, startete ich einen neuen Protestversuch.

»Du betest doch sowieso jeden Tag zu deiner Höheren Macht, oder?«, fragte sie.

Ich nickte.

»Dann ergänze doch das Gebet einfach mit den Worten: »Gebe mir die Bereitschaft und die Fähigkeit, dass ich all das, was ich mir für mich selber wünsche, auch für Ute wünschen kann.« Du wirst sehen, dass du mit der Zeit in der Lage sein wirst, es auszusprechen. Selbst wenn du es nicht so meinst, wird es dir dabei helfen, deine Einstellung zu ihr zu verändern. Ich verspreche dir, dass du eines Tages aufwachen und verwundert feststellen wirst, dass dein Groll verschwunden ist. Du wirst ihr nichts Böses mehr wünschen. Deine negativen Gefühle werden durch Verständnis und Liebe ersetzt. Wo Gebet ist, ist kein Platz für Groll.« Sie machte eine kurze Pause und schaute mich lächelnd an: »Wäre es nicht einen Versuch wert?« Ich nickte und putzte mir dabei lautstark die Nase.

Eine Woche später spürte ich tatsächlich, dass ich anfing, die Situation aus einem anderen Blickwinkel zu betrachten.

Ich hatte mich bisher immer nur damit beschäftigt, was Ute getan hatte. Was aber war mein Anteil daran? Was hatte ich getan (oder auch nicht getan), was Ute dazu veranlasste, sich mir gegenüber so zu verhalten? Vielleicht mochte sie es nicht, dass ich Aufgaben an sie delegierte, ohne zu fragen, ob sie überhaupt Zeit hatte, diese zu erledigen? Vielleicht hatte sie auch mitbekommen, dass ich mit einer anderen Kollegin darüber gelästert hatte, dass sie einem unserer

Geschäftsführer auf dem Oktoberfest zu nahegekommen war? Vielleicht hat sie sich darüber aufgeregt, dass ich den letzten Kaffee genommen und keinen neuen mehr aufgesetzt hatte? Ich stellte fest, dass ich sie mit meiner Selbstsucht und Rücksichtslosigkeit verletzt hatte. Damit kam der Stein ins Rollen, was sie dazu veranlasste, den Gegenangriff zu starten. Dieser löste wiederum Groll in mir aus, der Gift war für meine Abstinenz.

Ich musste *mich* und *mein* Verhalten ändern, wenn ich mich davor schützen wollte, sonst war der nächste Essanfall vorprogrammiert. Es ging um *meine* Inventur, nicht um die der anderen. Selbst wenn die Schuld nicht nur bei mir lag, gingen mich die Fehler der anderen Beteiligten nichts an. Das musste ich erst einmal kapieren.

So lange ich von Egoismus, Selbstsucht, Rücksichtslosigkeit und Unehrlichkeit getrieben war, würde ich auch weiterhin die Menschen in meinem Umfeld verletzen. Diese würden sich natürlich wehren und zurückschlagen und ich würde in meiner Wut die ganze Schuld auf sie schieben und mich womöglich auch noch wundern, warum mir sowas andauernd passiert.

Ich musste auch an meine Eltern denken. Sie haben mich weggegeben, als ich ein Kind war. Ich hatte ihnen nichts getan, dennoch haben sie meine kleine Kinderseele sehr verletzt. Das trage ich bis heute mit mir herum. Was mache ich mit diesem Groll?

»Auch dieser Groll hat zur Folge, dass deine Gedanken von anderen, in dem Fall von deinen Eltern, bestimmt werden und du somit keine Möglichkeit hast, inneren Frieden zu erlangen«, erklärte Christiane. »Vielleicht waren sie zu der Zeit in einer Ausnahmesituation und hatten keine andere Wahl. Du weißt nicht, wie du gehandelt hättest, wenn du in derselben Situation mit exakt denselben Gedanken und Erfahrungen gewesen wärst. Wir verurteilen Menschen immer zu schnell und beschäftigen uns viel zu viel damit, was andere tun, anstatt vor der eigenen Türe zu kehren. Das bringt uns weg von uns selbst. Versuche es in dem Fall auch mit Beten und bitte um die Bereitschaft, deinen Eltern vergeben zu können, bevor es eines Tages zu spät ist. Du kannst deinen Frieden nur finden, wenn du den Groll loslässt.«

Sie hatte ja so recht! Es war mein Ego und mein falscher Stolz, die den Groll meinen Eltern gegenüber aufrechterhielten. Hätte ich diese Charakterfehler nicht, hätte das von mir empfundene Unrecht gar nicht diese Wirkung auf mich. Um meine Abstinenz beizubehalten, musste ich daran arbeiten und dieses Kapitel meines Lebens endgültig abschließen.

Angst

In meinem Leben spielten Angst und Sorgen eine Schlüsselrolle. Weil ich immer das Schlimmste erwartete, wurde ich mit der Zeit völlig unfähig, Freude und Hoffnung zu empfinden. Ich habe Krieg gegen mich selbst geführt und war mein eigener schlimmster Feind. Die Angst, entdeckt zu werden, war ebenso allgegenwärtig, wie die Angst davor, nach einem Fressanfall nicht in Ruhe erbrechen zu können. Wenn ich ehrlich zu mir selbst war, bestimmten noch viele andere Ängste mein Leben. Existenzängste, Angst vor Nähe, Verlustängste, Angst vor Konflikten, Angst vor Veränderung oder die Angst davor, das andere schlecht über mich denken könnten, waren nur ein paar davon.

»In unserer Inventur schauen wir uns unsere Ängste genau an«, erklärte Christiane. »Dabei müssen wir beachten, dass es einerseits die begründete Angst gibt, die unser Überleben sichert und uns die dafür nötige Energie liefert, und auf der anderen Seite die unbegründete Angst, die unser Suchtverhalten noch mehr verstärkt.«

»So wie die Angst vor dem Säbelzahntiger?«, schmunzelte ich.

»Ja genau«, bestätigte sie. »Für unsere Vorfahren war es überlebenswichtig zu erkennen, wenn Gefahr durch eine angreifende Raubkatze drohte. Die damit verbundene – und durchaus berechtigte – Angst sorgte für den notwendigen Adrenalinschub, um schnell genug wegrennen zu können. Das ist aber nicht die Angst, um der es in unserer Inventur geht.«

Das hatte ich mir schon fast gedacht. Komischerweise war ich nach außen hin völlig angstfrei. Die anderen bewunderten mich immer für meinen Mut, mich von 30 Meter hohen Wasserfällen abzuseilen oder aus Flugzeugen zu springen. Diese Ängste konnte ich überwinden, weil das die wenigen Momente waren, wo mein Körper so viel Adrenalin produzierte, dass ich dabei – ähnlich wie bei einem Fressanfall – in einen rauschähnlichen Zustand fiel. Aber hier ging es offenbar nicht um die Art von Angst, die meinen Körper bedrohte, sondern um die Ängste, die mein Denken bestimmten. Mir war völlig klar, dass meine Höhere Macht nicht meine Gedanken lenken konnte, solange die Angst mein Denken beherrschte.

»Welche Ängste hattest du denn so gehabt?«, fragte ich neugierig.

Sie dachte kurz nach und erwiderte:

»Ich war oft getrieben von der Angst, das zu verlieren, was ich hatte, oder nicht das zu bekommen, was ich haben wollte. Am schlimmsten war aber die Angst davor, erwischt zu werden beim Kotzen und vor der damit verbundenen Verachtung mir gegenüber. Aus Angst, nicht geliebt zu werden, hatte ich die schlimmsten Fehler meines Lebens gemacht. Ich habe gelogen. Ich habe mich aufgespielt. Ich war zornig. Ich habe alle Charakterfehler, die es gab, für mich beansprucht«, erklärte sie, »ständig getrieben von der Angst, dass, wenn herauskam, was ich heimlich mit dem Essen machte, mich niemand mehr liebhaben würde. Blöderweise gab es für mich nur eine Möglichkeit, die Angst zu beschwichtigen: mit Essen. Es war ein Teufelskreis, aus dem ich alleine nicht herauskam. Meine amerikanische Sponsorin hat immer zu mir gesagt: »*Replace fear with faith*« – ich sollte also die Angst durch Glauben und Vertrauen ersetzen und das hat mir in der Tat sehr dabei geholfen, mit meinen Ängsten fertigzuwerden. Das Wissen, dass meine Höhere Macht mir in der Vergangenheit schon so oft geholfen hatte, nährte mein Vertrauen, dass sie es auch in Zukunft tun würde. Ich wusste, dass am Ende alles gut werden würde. Wenn es nicht gut war, dann war es eben noch nicht das Ende.«

Sie schaute mich an und lächelte. Wie ich dieses Lächeln liebte! Es war so voller Wärme und Liebe, dass ich sie am liebsten auf der Stelle geknuddelt hätte. Ob ich jemals in der Lage sein würde, anderen Menschen ein so ehrliches Lächeln zu schenken?

»Ich hatte mich zeitweise so in der Angst verstrickt, dass ich schon nicht mehr unterscheiden konnte, was Angst und was Leben war«, fuhr sie fort. »Und wenn ich mal nicht in der Angst war, hatte ich Angst vor der Angst.«

»Das kommt mir irgendwie bekannt vor«, erwiderte ich.

»Weißt du, Angst ist, genau wie Groll, Teil unseres Lebens. Wir können uns nicht gänzlich davon befreien. Wichtig ist aber, wie wir damit umgehen und was wir damit machen. Letztendlich sind wir es selber, die diese Gefühle als Folge unseres Verhaltens verursachen. Wenn wir uns unsere Ängste genauer anschauen, werden wir feststellen, dass auch ihnen die Bedrohung einer unserer Naturinstinkte zugrunde liegt. Erst wenn wir herausfinden, woher unsere Ängste stammen, wird uns bewusst, was tatsächlich dahintersteckt.«

»Wenn ich also Angst davor habe, was andere Menschen von mir denken, dann ist das eine Reaktion darauf, dass mein Bedürfnis nach Anerkennung bedroht ist?«, hakte ich nach.

Christiane nickte.

»Ja genau. Und wenn wir hier so verfahren wie mit dem Groll, was wäre dann der nächste Schritt?«

»Hmmm ...«, ich überlegte kurz. »Die Charakterfehler ausfindig machen, die der jeweiligen Angst zugrunde liegen?«

»Korrekt! Schau, wenn wir nicht so selbstsüchtig wären, würden wir auch keine Angst davor haben, dass andere schlecht über uns denken könnten. Indem wir ichbezogen handeln, setzen wir uns automatisch Situationen aus, die uns verletzen. Nicht die anderen sind es, die die schlechten Gefühle in uns auslösen, wir sind es selber. Wir tragen ganz alleine die Verantwortung dafür.«

»Genau so war es mit Ute«, bestätigte ich. »Ich wollte unbedingt Aufmerksamkeit von meinen Kolleginnen und habe gemeinsam mit ihnen über Ute gelästert. Wahre Stärke hätte ich bewiesen, wenn ich mich gar nicht darauf eingelassen hätte. Aber das Gefühl, während des Lästerns »dazuzugehören«, war stärker als jede Vernunft. Ich hatte wahnsinnige Angst davor, ausgegrenzt zu werden, weswegen ich mich auf das Lästern einließ.«

»Manchmal empfinden wir Groll und Angst sogar gleichzeitig«, ergänzte Christiane. »Als ich letztens einen Strafzettel bekam, weil ich auf dem Behindertenparkplatz stand, empfand ich noch Tage später tiefen Groll der Politesse gegenüber. Wir brauchen gar nicht darüber zu reden, dass ich mit meinem eigenen Verhalten den Strafzettel und den damit verbundenen Groll selbst verursacht hatte. Ich hätte die Knolle am liebsten direkt vor ihren Augen zerrissen und ihr eine entsprechende Beleidigung an den Kopf geworfen. Aber ich hatte gleichzeitig viel zu große Angst vor der Polizei und den Konsequenzen, die ich in dem Fall zu befürchten gehabt hätte, so dass ich es dabei beließ. Mir ist bei genauerem Hinsehen klar geworden, dass es wieder einmal mein Ego war, das Vergeltung wollte. Meine Selbstbezogenheit lenkte meine Gedanken in die Richtung, dass ich mich damit beschäftigte, was die Politesse *mir* angetan hatte, und den Fokus weg von den Dingen nahm, die ich zu verantworten hatte. Das zu erkennen ist wichtig, aber es erfordert auch etwas Übung, weswegen wir im zehnten Schritt eine tägliche Inventur in unser Leben einbinden werden. Aber alles zu seiner Zeit«, schmunzelte sie, als sie die Panik in meinen Augen bemerkte.

Es schien noch viel Arbeit vor uns zu liegen …

Weitere Charakterfehler

Neben Groll und Angst gab es noch eine ganze Reihe weiterer Charakterfehler, die im Rahmen einer Inventur durchleuchtet werden konnten.

»Bestimmt werden dir während des Schreibens noch andere negative Eigenschaften auffallen, die dein Leben beeinflusst und in die falsche Richtung gelenkt haben«, warnte Christiane mich schon mal vor. »Bei mir waren es Charakterfehler wie Neid und Missgunst, negatives Denken, Misstrauen, Intoleranz und falscher Stolz, die ich während meiner ersten Inventur herausgearbeitet hatte. Später fand ich heraus, dass auch Undankbarkeit, Hass, Ungeduld, Kritiksucht, Selbstsucht, Faulheit, Unehrlichkeit, Lästerei, Selbstmitleid und die von mir so genannte »Aufschieberitis« in meinem süchtigen Verhalten eine große Rolle spielten.«

»Ach du liebe Güte!«, rief ich erstaunt. »Da wird einem ja ganz schwindelig!«

Ich lächelte, aber mir war auch klar, dass sich viele dieser Eigenschaften auch bei mir verankert hatten und für das Chaos in meinem Leben mitverantwortlich waren.

»Warum ist ›Misstrauen‹ denn ein Charakterfehler?«, wollte ich wissen. »Ich kann doch nicht pauschal davon ausgehen, dass alle Menschen nur mein Bestes wollen, und jedem einen Vertrauensvorschuss geben. Dafür bin ich schon zu oft enttäuscht worden.«

»Die Dosis macht das Gift, wie es so oft im Leben ist«, antwortete sie. »Misstrauen anderen gegenüber hat sehr viel mit Ablehnung gegen sich selbst zu tun. Wenn ich anderen Menschen Misstrauen entgegenbringe, kommt Misstrauen zurück. Ich fühle die Ablehnung und das frustriert mich, so dass ich mich immer weiter in mein Schneckenhaus zurückziehe und wieder in der Isolation lande.«

Das machte Sinn. Wie alles, was sie sagte. Ich bewunderte diese Frau immer mehr und wünschte mir insgeheim, so zu sein wie sie.

»Neben dir komme ich mir total klein und dumm vor«, gab ich ehrlich zu.

»Danke für die Ergänzung«, sagte sie. »Mich mit anderen zu vergleichen, ist ein weiterer Charakterfehler, der mir das Leben schwer gemacht hat. Es war für mich völlig widersprüchlich zu glauben, dass ich anderen gegenüber gleichwertig und trotzdem einzigartig und besonders war. Heute weiß ich, dass dies kein Widerspruch ist. Ich bin weder besser noch schlechter als die anderen – ich bin einzigartig, so wie ich bin.«

»Das hört sich so einfach an, aber ich kann ja nicht einfach auf einen Schalter drücken, um damit aufhören zu können«, sagte ich.

»Deswegen arbeiten wir ja auch in den Schritten. Hab ein wenig Geduld, es wird sich alles zusammenfügen. Meine Sponsorin hat einmal zu mir gesagt: ›Die einzige Person, mit der du dich vergleichen solltest, ist die Person, die du gestern warst. Versuche immer, besser als sie zu sein!‹ Das war für mich ein sehr schöner Gedanke und vielleicht motiviert er dich ja auch ein bisschen«, sagte Christiane.

In der Tat! Die Vorstellung, wie ich mich heute darum bemühe, ein besserer Mensch zu sein als die Nina von gestern, hatte wirklich etwas Inspirierendes.

»Unsere Bewertungssucht führt uns schnurstracks in die Isolation«, ergänzte Christiane. »Indem wir uns mir anderen vergleichen, distanzieren wir uns von ihnen. Entweder sind sie unserer nicht würdig, weil wir so viel besser sind, oder sie schneiden im direkten Vergleich so gut ab, dass wir uns total klein vorkommen, uns zurückziehen und in unserer selbst auferlegten Isolation verkümmern.«

Mir wurde klar, dass meine Bewertungssucht eine wunderbare Grundlage für viele andere Charakterfehler war. Sie löste – je nachdem wie ich selber in dem jeweiligen Vergleich abschnitt – Neid, Eifersucht, Arroganz oder Selbstmitleid aus. Entweder hatte ich eine völlig übertriebene Meinung von mir selbst und war überzeugt davon, dass sich die ganze Welt nur um mich drehte, oder ich fühlte mich total wertlos, ja sogar unsichtbar. So als würde es niemand merken, wenn es mich auf einmal nicht mehr gäbe.

An den von Christiane erwähnten Charakterfehler »Unehrlich-keit« mochte ich gar nicht erst denken. Ich wusste nicht mal, wo ich hier überhaupt ansetzten sollte. Mein ganzes Leben war eine Lüge – mir selbst aber auch meinem Umfeld gegenüber. Ich konnte mir keinen Weg vorstellen, aus diesem Lügen-Gebilde, was ich mir aufgebaut hatte, herauszukommen und dabei trotzdem mein Gesicht zu wahren.

»Jetzt haben wir wirklich sehr ausführlich über Charakterfehler gesprochen«, sagte Christiane. »Bevor wir nun weitermachen, möchte ich dir eine kleine Hausaufgabe mitgeben.«

Ich schaute sie erstaunt an und fragte neugierig: »Jaaaa?«

»Ich möchte, dass du dir bis nächste Woche über deine Charakterstärken Gedanken machst.«

»Ach herrje«, brach es aus mir heraus.

»Und zwar ohne ein ›Aber‹!« Sie ließ sich gar nicht erst auf eine Diskussion ein. »Ich möchte nicht so etwas hören wie: ›Ich bin großzügig, *aber* ...‹ Wir sind nämlich sehr gut darin, uns selbst kleinzumachen. Daher ist es wichtig, dass wir uns auch mal ganz bewusst unsere Stärken anschauen.«

»Was für eine blöde Aufgabe«, dachte ich. Aber ich stimmte – wenn auch widerwillig – zu. Über Charakterstärken hatte ich mir höchstens Gedanken gemacht, wenn es darum ging, mich auf ein Vorstellungsgespräch vorzubereiten. Dann hatte ich mein Profil immer dementsprechend ausgearbeitet, dass es perfekt mit den angeforderten Fähigkeiten übereinstimmte. Aber jetzt ging es nicht darum, etwas zu beschönigen oder zurechtzubiegen, um den Personalleiter zu beeindrucken. Ich sollte Eigenschaften aufschreiben, die ich an mir selbst mochte. Eigenschaften, die die guten Seiten von mir aufzeigten.

Bei dieser Aufgabe versagte ich total. Egal wie lange ich davor saß, das Blatt Papier blieb leer. Ich war nicht in der Lage, wenigstens eine positive Eigenschaft von mir aufzuschreiben. Voller Schuldgefühle rief ich Christiane an und beichtete ihr, dass ich nicht fähig war, meine Hausaufgabe zu erledigen.

Sie ließ nicht locker. »Dann frage eine Freundin oder einen Menschen, der dich gut kennt«, sagte sie gänzlich unbeeindruckt von meiner Reue.

Das wurde ja immer besser! Wenn ich selbst nicht dazu in der Lage war, positive Eigenschaften bei mir zu finden, wie sollten es dann andere Menschen können?

»Sie sehen dich mit anderen Augen als du dich selbst«, erklärte Christiane, »und können dir somit die Frage ehrlich und vor allem sachlich beantworten.«

Ich musste lange überlegen, wen ich überhaupt fragen konnte. Durch meine selbst herbeigeführte Isolation hatte ich mich nicht wirklich vielen Menschen gegenüber geöffnet, so dass ich tatsächlich keine große Auswahl hatte. Mir fiel spontan meine Arbeitskollegin Laura ein. Mit ihr hatte ich auch privat Kontakt und war so etwas wie ein Seelsorger für sie, wenn sie jemanden zum Reden brauchte. Ich schrieb ihr eine E-Mail und bat sie darin um einen Gefallen:

»Wenn Du spontan ein paar positive Eigenschaften von mir aufzählen müsstest – würden Dir da welche einfallen? Und wenn ja – welche?«

Ihre Antwort kam postwendend und rührte mich zu Tränen:

Liebe Nina,

Du möchtest wissen, warum Du für mich ein besonderer Mensch bist?

Weißt Du, seit wir uns kennen, fühle ich mich nie allein, weil ich ganz genau weiß, dass ich Dir immer schreiben kann, dass wir immer zusammengehören. Auf eine ganz besondere Art und Weise.

Immer wenn es mir schlecht geht, bist Du für mich da. Liest Dir durch, was ich schreibe, oder rufst an. Du verstehst mich immer.

Auch wenn Du vielleicht mal anderer Meinung bist, zeigst Du immer Verständnis.

Du freust Dich total, wenn mir was Gutes passiert. Du freust Dich richtig mit mir ...

Wenn ich vor einer Entscheidung stehe oder wenn ich an mir zweifle, stellst Du mir die richtigen Fragen.

Mit Dir geht es mir immer gut.

Du zauberst mir IMMER ein Lächeln ins Gesicht.

Es kann alles noch so beschissen sein, wenn wir uns schreiben, tut es einfach gut und ich spüre Deine Liebe und Energie.

Du hast mir all die Zeit im Zweifel, wie es mit meinem Freund weitergehen soll, immer Kraft gegeben.

Du hast mich immer dran erinnert, wofür ich stehe und dass es MEIN Leben ist, was ich lebe und nicht das Leben der anderen.

Ich bewundere Deinen Mut und Deine Beharrlichkeit. Wenn Du Dir etwas in den Kopf gesetzt hast, dann ziehst Du das durch und lässt Dich nicht von Angst aufhalten.

Es ist ein Geschenk, dass es Dich gibt.

In Liebe
Deine Laura

Wow! Ich konnte gar nicht glauben, was ich da las. Die Tatsache, dass ein anderer Mensch in der Lage war, so viel Nettes über mich zu sagen, hatte mich tief berührt. Vielleicht war ich ja doch nicht so abgrundtief schlecht, wie ich es selbst immer von mir dachte ... Natürlich machte das meine Charakterfehler nicht besser, aber es war beruhigend zu wissen, dass ich nicht nur aus Fehlern bestand.

»Auch wenn wir unsere Charakterfehler schon sehr ausführlich bespro-
chen haben«, sagte Christiane bei unserem nächsten Treffen, »kommen wir nicht drum herum, sie im Rahmen unserer Inventur auch
aufzuschreiben. Nur wenn wir einen Gesamtüberblick haben, wenn
wir sie schwarz auf weiß vor uns sehen, können wir sie auch entsprechend analysieren«, bestätigte sie die Wichtigkeit der geschriebenen
Inventur.

»Dann fange ich einfach mal an zu schreiben, oder?«, fragte ich
voller Tatendrang. »Gibt es eine Vorgabe, wie umfangreich die Inventur sein sollte?«

Christiane schüttelte den Kopf: »Fang einfach an und lasse dich
treiben. Wichtig ist, dass du deine Inventur ganz konservativ mit der
Hand schreibst und nicht auf einem Computer. Vertraue darauf, dass
dein Herz deine Hand führen wird und dass du merken wirst, wenn
es genug ist. Nimm dir einfach ein paar Tage Zeit und setze dich
nicht unter Druck.«

Ich nickte zustimmend.

»Und wenn ich fertig bin, setzen wir uns zusammen, damit ich
den fünften Schritt mit dir vollziehen kann?«, wollte ich wissen. Mir
war ganz schön mulmig bei dem Gedanken.

Sie lächelte und umarmte mich ganz fest. »Wir kriegen das zusammen hin«, sagte sie. »Ich weiß, wie du dich dabei fühlst, mir ging es
genauso. Vor lauter Angst, dass jemand herausfinden könnte, wer
ich wirklich war, habe ich mein wirkliches Ich immer versteckt. Ich
hatte Angst vor Zurückweisung und isolierte mich deswegen von
meinem Umfeld. Schön bescheuert, oder?«

Sie lachte und fuhr fort: »Ich hatte Angst vor Ablehnung und Isolation, katapultierte mich aber gleichzeitig selbst in die Einsamkeit,
in der ich auch wäre, wenn mich alle Menschen zurückgewiesen hätten.«

Jetzt musste ich auch lachen. Die Situation kam mir tatsächlich
bekannt vor. Aus lauter Angst vor Ablehnung, habe auch ich anderen Menschen immer nur meine Fassade gezeigt, nie mein wahres

Ich. Ich wollte nicht ausgeschlossen werden, brachte mich aber durch mein Verhalten genau dorthin, wo ich eigentlich nicht landen wollte – in die Isolation.

»Das änderte sich schlagartig«, sagte Christiane, »als ich zum ersten Mal meinen fünften Schritt machte und einem anderen Menschen erlaubte, hinter die Fassade zu schauen. Und siehe da – ich wurde nicht zurückgewiesen! Die ganzen Jahre über habe ich mich zurückgezogen, aus Angst vor Abweisung, nur um dann festzustellen, dass andere mich gar nicht ablehnen, auch wenn sie mein wahres Ich kennen.«

Das machte mich neugierig auf den nächsten Schritt …

Schritt 4:
»Wir machten eine gründliche und furchtlose Inventur
von uns selbst.«

Fünfter Schritt – eigene Fehler zugeben

Ich schrieb und schrieb und schrieb … Jeden Tag ein bisschen. Es war ein sehr emotionales Erlebnis, bei dem viele Tränen flossen. Aber am Ende spürte ich eine große Erleichterung, weil ich mir selbst gegenüber schonungslos ehrlich war, als ich meine Lebensgeschichte aufschrieb.

Nun stand ich also vor dem fünften Schritt, der von mir verlangte, dass ich all meine Fehler, die mir während der Inventur bewusst geworden waren, mir selbst, meiner Höheren Macht und einem anderen Menschen gegenüber zugab. Mir selbst hatte ich sie ja bereits eingestanden, indem ich die ganze Wahrheit aufschrieb. Jetzt aber musste ich das, was ich geschrieben hatte, meiner Sponsorin vorlesen, und das war noch mal eine ganz andere Hausnummer.

Mit zittrigen Händen umklammerte ich meinen Rucksack, als ich an Christianes Tür klingelte. Ich war doch nervöser, als ich zugeben wollte. Die Tatsache, mich einer anderen Person gegenüber völlig zu entblößen, machte mir Angst. Aber mir war klar, dass ich diesen Schritt machen musste.

»Hallo meine Liebe!«, begrüßte sie mich herzlich. »Schön, dass du da bist!«

Sie merkte, wie nervös ich war, und tat alles, damit ich mich wohl fühlte. Wir gingen in ihr Meditationszimmer, was sehr gemütlich eingerichtet war. Leise Entspannungsmusik, sanftes Kerzenlicht und eine große, gemütliche Couch mit unzähligen Kissen sorgten für eine angenehme Atmosphäre.

»Es ist völlig normal, dass wir uns vor dem fünften Schritt fürchten. Mir ging es da nicht anders. Ich bin beim ersten Mal richtig krank geworden vor Angst«, gab sie offen zu. »Ich hatte Angst davor, gedemütigt zu werden, und dachte, es wäre genug damit getan, indem ich mir selbst und meiner Höheren Macht gegenüber die Wahrheit eingestand.«

Ich fühlte mich ertappt und schaute verlegen auf den Boden.

»Aber genau das Gegenteil war der Fall!«, fuhr sie fort. »Nach dem Teilen mit meiner Sponsorin wurde ich selber demütiger, aber ohne das Gefühl zu haben, gedemütigt zu werden. Du hast also wirklich nichts zu befürchten. Es wird nicht anders als die bisherigen Unterhaltungen, die wir geführt haben. Und die hast du ja auch alle überlebt«, scherzte sie.

»Mehr schlecht als recht«, schmunzelte ich.

»Jetzt mal im Ernst, Nina. Der fünfte Schritt ist verdammt wichtig für unsere Genesung. Wir brauchen eine neutrale Meinung, um uns zu versichern, dass wir unsere Charakterfehler auch wirklich erkannt haben. Und wir müssen einem anderen Menschen gegenüber ehrlich sein. Ich kenne einige im Programm, die versucht haben, diesen Schritt zu überspringen, und sich dann wunderten, warum sie wieder rückfällig wurden, obwohl sie doch sonst so fleißig im Programm gearbeitet haben.«

Sie reichte mir ein Glas Wasser, welches ich dankend annahm.

»Indem wir unsere Lebensgeschichte ehrlich aufschreiben, werden uns viele Charakterfehler bewusst. Aber wir können sie nicht loswerden, wenn wir sie für uns behalten. Es ist unsere Krankheit, die verhindern möchte, dass all die Dinge, für die wir uns so sehr schämen, ans Tageslicht kommen.«

Sie hatte recht. Noch nie in meinem Leben habe ich offen und ehrlich meine Geschichte erzählt. Die meisten kennen nur die perfekte Fassade. Selbst die Psychologen und Psychiater, bei denen ich Hilfe suchte, bekamen nur einen Bruchteil von dem mit, was sich hinter der Fassade verbarg.

»Wie machen es eigentlich diejenigen, die keinen Sponsor haben?«, fragte ich nach. »Mit wem teilen sie ihre Inventur?«

»Mal abgesehen davon, dass die Arbeit mit einem Sponsor dringend empfohlen wird, kann es natürlich auch mal sein, dass man gerade keinen hat und den fünften Schritt mit jemand anderem teilen muss. Aber das ist kein Grund, diesen Schritt nicht zu tun. Gläubige Menschen können sich an einen Geistlichen wenden. Vielleicht gibt es auch einen Arzt, den man vertraut, oder jemanden in der Familie oder im Freundeskreis, der bereit ist, zuzuhören. Oder jemand anderes aus dem Programm. Wer will, findet immer einen Weg. Wer nicht will, findet Gründe«, sagte sie und setzte sich zu mir auf die Couch.

Mir war klar, dass ich, nachdem der fünfte Schritt abgeschlossen war, nichts mehr zu verbergen haben würde und dass damit mein Weg aus der Isolation langsam beginnen konnte. Christiane würde mich nicht verurteilen und sie würde auch nicht versuchen, mich zurechtzubiegen. So gut kannte ich sie bereits. Sie bot mir für diesen Schritt einen geschützten Raum und war bereit, sich meine Geschichte anzuhören, ohne mich zu kritisieren, etwas zu werten oder zu hinterfragen. In dieser Situation konnte ich so offen reden, wie ich es in meinem Leben bisher noch nie gekonnt hatte. Dieser Rahmen machte den fünften Schritt für mich überhaupt erst möglich. Mit zittriger Stimme fing ich an vorzulesen.

Es sind nicht meine Erinnerungen, aber ich hatte wohl einen schweren Start ins Leben. Meine Mutter erzählt mir heute noch, wie schmerzhaft die Geburt war und wie ihr vor Anstrengung die Äderchen in den Augen geplatzt sind. Und als ich dann endlich da war, hatte sich die Nabelschnur um meinen Hals gewickelt, so dass ich schon ganz blau war und es ewig gedauert hat, bis ich den ersten Schrei von mir gegeben habe. Der Arzt hielt mich an den Beinen fest (während ich mit dem Köpfchen nach unten hing) und klopfte mir ein paar Mal auf den Hintern, bis ich endlich den ersten Laut von mir gab.

Was mir auch erzählt wurde, ist, dass sich mein Vater eigentlich einen Jungen gewünscht hatte. Er hat immer den Bauch meiner Mutter gestreichelt mit den Worten: »Das ist mein Fußballer.« Er muss sehr enttäuscht gewesen sein, als er stattdessen mich in die Arme gelegt bekam. Ich habe heute noch das Gefühl, dass ich mich dafür entschuldigen muss, überhaupt auf der Welt zu sein.

Ob ich ein Fußballer geworden bin, erfuhr mein Vater nie. Er hat uns verlassen, als ich noch ein Baby war, und seitdem habe ich nie wieder etwas von ihm gehört.

Meine Eltern waren sehr jung, als sie mich bekamen, fast selbst noch Kinder. Und sie waren sehr arm. So arm, dass wir zu dritt in einem winzigen Zimmer auf dem Hof meiner Großeltern schlafen mussten.

Als mein Vater uns verlassen hatte, musste meine Mutter sehr viel arbeiten, um uns durchzubringen. Ich blieb als Baby zurück bei den Großeltern.

An meine ersten Jahre kann ich mich kaum erinnern. Aber ich habe anscheinend eine tiefe Sehnsucht nach meiner Mutter verspürt. Oft bin ich nachts schlafwandelnd aufgestanden, um dann zum nächsten Fenster zu laufen. Ich habe es geöffnet und – zum Leidwesen der Nachbarn – lautstark »MAMAAAAAA!!!« rausgebrüllt.

Meine Tante, die zu dem Zeitpunkt auch im Hause meiner Großeltern lebte, ist von meinem Geschreie immer wach geworden und hat mich jedes Mal wieder in Bett zurückgebracht. Ganz liebevoll hat sie dann meine Haare gestreichelt und neben mir gewacht, bis ich mich beruhigt hatte. Ich liebte sie abgöttisch, sie war für mich meine Ersatzmutter.

Sie hat mir immer spannende Geschichten erzählt, hat mich mitgenommen, wenn sie Kühe hüten musste, und hat immer auf mich aufgepasst. Ich vergötterte sie regelrecht, worauf meine Mutter wiederum mit Eifersucht reagierte.

Als ich im Kindergartenalter war, heiratete meine Mutter erneut und ich wurde aus meinem gewohnten Umfeld herausgerissen. Ich mochte meinen Stiefvater nicht, weil er immer nach Alkohol stank und sehr aggressiv wurde, wenn er getrunken hatte.

Wir hatten nur sehr wenig Geld und lebten daher als Untermieter in einem kleinen Appartement im Haus eines Bekannten. Die Wohnung war nur mit dem nötigsten ausgestattet, wir hatten nicht einmal ein eigenes Badezimmer.

Da ich mit meinen Eltern in einem Bett schlief, bin ich oft wach geworden, wenn mein Stiefvater im Suff meine Mutter vergewaltigt hat. Sie hat sich zwar Mühe gegeben, leise zu sein, aber ich habe es fast immer mitbekommen, wenn er über sie hergefallen ist. Wenn ich mich bemerkbar gemacht habe, wurde ich beschimpft und verprügelt. So lernte ich ganz schnell, dass es besser für mich war, so zu tun, als würde ich schlafen. Meine Mutter redete nie mit mir darüber. Sie hat mir nie erklärt, was ich da gesehen hatte, so dass ich mit meiner Angst ganz alleine war.

Dafür kam ich schon sehr früh mit Pornos und Folterfilmen in Berührung. Der Mann, bei dem wir als Untermieter wohnten, ließ öfter Filme laufen, in denen zum Beispiel Frauen auf der Streckbank gequält und sexuell missbraucht wurden. Ihm war es egal, dass ich mir das alles mit angeschaut habe. Im Gegenteil, es törnte ihn sogar an. Als ich acht Jahre alt war, holte er mich unter einem Vorwand zu sich, schloss die Türe ab und fing an, mich überall zu streicheln. Das gefiel mir gar nicht, aber ich war wie gelähmt vor Angst und konnte mich nicht wehren. Als er mich zwang, ihn oral zu befriedigen, musste ich mich übergeben und kassierte dafür eine Ohrfeige. Er packte mich an den Haaren, zog meinen Kopf in den Nacken und zwang mich so, ihm in die Augen zu schauen. Sein Atem roch furchtbar und ich spürte erneute Übelkeit aufkommen. Mit seiner anderen Hand umfasste er meinen Hals, drückte fest zu und sagte mit tiefer, drohender Stimme, dass er mich töten würde, wenn ich irgendjemandem erzählte, was passiert war.

Ich habe mich nie getraut, mich irgendjemandem anzuvertrauen. Mit wem hätte ich auch darüber reden sollen? Meine Mutter und mein Stiefvater kümmerten sich sowieso nicht um mich, für sie war ich nur ein lästiges Anhängsel.

In diesem ganzen Gefühlschaos erfuhr ich, dass meine Mutter wieder schwanger war. Sie wurde, wie ich später erfuhr, bereits mehrmals von meinem Stiefvater geschwängert, hatte aber jedes Mal abgetrieben. Nachdem mein Bruder geboren war, drehte sich alles nur noch um ihn. Er war der ganze Stolz meines Stiefvaters und meine Mutter schenkte ihm ihre ganze Aufmerksamkeit. Ich war von Anfang an sehr eifersüchtig auf ihn und hatte sogar einmal versucht, ihn mit einem Kissen zu ersticken, als ich auf ihn aufpassen sollte. Gott sei Dank klingelte in dem Moment der Briefträger an der Tür ...

Meine Schulnoten wurden in der Zeit immer schlechter, was zur Folge hatte, dass ich zu Hause noch mehr Prügel bekam. So war ich heilfroh, als meine Eltern beschlossen, mich mit zwölf Jahren wieder zurück zu den Großeltern zu schicken. Hier fühlte ich mich geliebt und geborgen, obwohl ich trotz allem meine Mutter vermisste. Ich hatte mich damit abgefunden, dass ich nicht gut genug war, um von ihr geliebt zu werden, und so tat ich alles, was in meiner Macht stand, damit wenigstens meine Großeltern stolz auf mich sein konnten. Meine Schulnoten wurden besser und ich arbeitete fleißig auf dem Bauernhof mit.

Meine Familie sah ich nur noch selten, vielleicht zwei- bis dreimal im Jahr. Und wenn wir uns sahen, waren es immer sehr kühle Begegnungen. Ich wünschte mir einerseits nichts sehnlicher, als von meiner Mutter geliebt zu werden, andererseits war ich immer heilfroh, wenn sie wieder nach Hause fuhr und ich die Aufmerksamkeit meiner Großeltern wieder für mich alleine hatte.

Als ich 14 war, kam meine beste Freundin Anna bei einem Autounfall ums Leben. Ein Betrunkener hatte sie einfach über den Haufen gefahren, sie war auf der Stelle tot. Wir hatten uns an dem Tag fürchterlich gestritten und ich hatte ihr viele böse Worte an den Kopf geworfen. Es kam sogar zu Handgreiflichkeiten und es wurde so schlimm, dass sie weinend weglief. Das war das letzte Mal, dass ich sie lebend gesehen hatte.

Am Tag der Beerdigung stand ich mit einem furchtbar schlechten Gewissen neben dem offenen Sarg meiner Freundin. Unter meinem linken Auge leuchtete ein blaues Veilchen, welches sie mir bei unserem Streit verpasst hatte. Sie hatte Watte in der Nase und im Mund, was ich total gruselig fand. Der Anblick machte mir Angst und ich wollte nur noch weg. Meine Oma stand hinter mir. Sie nahm meine Hand und führte sie an den kalten Kopf der toten Freundin, damit ich ihre Wange streicheln konnte. Ich berührte zum ersten Mal in meinem Leben eine Leiche und bin dabei fast gestorben vor Angst. Meine Oma meinte es sicher nicht böse, aber das Erlebnis hat sich derart in meinem Kopf eingebrannt, dass ich die Bilder bis heute noch vor mir sehe.

Bei meinen Großeltern erfuhr ich eine strenge, religiöse Erziehung. Der Gott, zu dem wir beteten, machte mir Angst. Egal was ich angestellt hatte, mir wurde immer mit Gottes Strafe gedroht. Ich war ziemlich eingeschüchtert.

Vor meinem Opa hatte ich großen Respekt. Er was das Oberhaupt der Familie und duldete keinen Widerspruch. Ich wusste, dass er mich sehr liebte, aber auch er machte mir Angst, da er leider gerne und viel trank, vor allem selbstgebrannten Schnaps. Wenn er betrunken war – was leider oft vorkam –, versteckte meine Oma sich mit mir irgendwo im Haus und drehte alle Glühbirnen ab, damit Opa uns nicht finden konnte. Zitternd vor Angst saßen wir so zusammengekauert in unserem Versteck und warteten dort, bis der Wutanfall vorbei und Opa irgendwann vor Erschöpfung eingeschlafen war.

Einmal habe ich meinen Opa zum Weinen gebracht, was mir bis heute sehr leidtut. Es war ein warmer Sommertag. Wir saßen auf der Terrasse und haben Karten gespielt. Es wurde anfangs viel gelacht, aber da ich jedes Spiel verloren hatte, wurde ich immer wütender, worüber sich mein Opa köstlich amüsierte. Irgendwann habe ich ihm

vor Wut meine Karten ins Gesicht geworfen und ihn dabei angeschrien: »Hier hast du deine verfickten Karten!«

Ich glaube, ich habe ihn damit tief verletzt. Er wurde plötzlich sehr
still, während sich seine Augen mit Tränen füllten. Ohne ein Wort zu
sagen, sammelte er ganz langsam die Karten ein. Ich saß ihm sprach-
los gegenüber, total entsetzt von dem, was ich gerade getan hatte.
Es tat mir so wahnsinnig leid, aber ich hatte nicht den Mut, mich bei
ihm zu entschuldigen. Bis heute nicht. Er ist gestorben, ohne dass ich
ihm sagen konnte, wie sehr es mir leidtat, dass ich ihn so verletzt
hatte.

Auch wenn er viel getrunken hat, sind meine Erinnerungen an ihn
hauptsächlich positiv. Er war dem Alkohol gegenüber machtlos, aber
er liebte mich abgöttisch, was er mir mit vielen kleinen Gesten immer
wieder gezeigt hat. Er sang gerne selbstgeschriebene Lieder für mich,
durch die ich spürte, wie sehr er mich liebte. Dann gab es da noch
eine kleine Schatzkiste, an die niemand drandurfte. Dort hatte Opa
unter anderem verschiedene Süßigkeiten versteckt und ich war die
einzige von allen Enkelkindern, die davon etwas abbekam. Somit
waren Süßigkeiten für mich immer etwas Besonderes, ich assoziierte
sie schon sehr früh mit Geborgenheit und Liebe.

Dennoch fühlte ich mich während meiner Kindheit die meiste Zeit
ungeliebt und wertlos und wurde von Verlustängsten geplagt.

Von meiner Mutter entfernte ich mich gefühlsmäßig immer mehr.
Dafür liebte ich meine Tante heiß und innig und es war für mich ein
großer Schock, als sie heiratete und zu ihrem Mann zog. Wieder wurde
ich zurückgelassen und von einem Menschen enttäuscht, der mir
unendlich viel bedeutete. Ich konnte nicht begreifen, wie sie mich
zurücklassen konnte, um eine eigene Familie zu gründen.

Zum Glück kam sie fast jedes Wochenende zu Besuch, so dass ich
mich immer die ganze Woche auf den Freitag freuen konnte. Dann
hatte ich sie endlich wieder für mich und meine Welt war in Ordnung. Bis ihr Mann sie am Sonntag wieder abgeholt hat. Das war für
mich immer sehr schmerzvoll. Immer wenn ich sah, wie sein Auto auf

den Hof fuhr, fühlte ich Panik in mir aufsteigen. Ich wollte nicht, dass er sie wieder mitnimmt und ich erneut zurückgelassen werde. Jedes Mal habe ich fürchterlich geweint, wenn sie ins Auto gestiegen und weggefahren sind. Diese tiefe Angst, verlassen zu werden, begleitet mich leider bis heute.

Als ich 16 Jahre alt war, beschloss meine Mutter, die mittlerweile von meinem Stiefvater geschieden war, dass sie mich wieder zu sich holen wollte. Wieder wurde ich aus meinem gewohnten Umfeld herausgerissen und musste mich auf eine komplett neue Lebenssituation einstellen. Für mich war die Umstellung vom Leben auf dem Bauernhof auf das hektische Treiben in der Stadt ein Kulturschock. In der neuen Schule kam ich mir vor wie ein Exot. Aber ich habe mich sehr reingekniet, um das alles zu schaffen. Ich wollte immer noch, dass meine Mutter stolz auf mich ist. Für meinen kleinen Bruder war es bestimmt nicht einfach, so eine »Streber-Schwester« zu haben. Er wurde immer an mir gemessen, wofür er mich sicher verflucht hat.

In dieser Zeit fing ich zum ersten Mal damit an, mir Gedanken um meine Figur zu machen. Da ich im Vergleich mit den anderen Mädchen in der Schule nicht gut abschnitt, war mein Selbstvertrauen ziemlich im Keller. Nicht nur, dass ich ein paar Kilo mehr auf den Rippen hatte als die anderen, ich hatte auch überhaupt keine Ahnung, wie man sich »richtig« kleidet und was gerade »in« war. Wie habe ich doch die Mädchen beneidet, die hübsch und schlank, schlau und beliebt waren! Die Freunde hatten und mit denen ausgehen durften. Die in schicken Häusern lebten und tolle Eltern hatten. Ich war immer der totale Außenseiter, egal wie sehr ich mich angestrengt habe. Als ich nach der Realschule aufs Gymnasium kam, wurde alles nur noch schlimmer.

Ich fing an zu fasten und hungerte mir einige Kilo runter. Dann bekam ich wieder Fressanfälle und nahm alles wieder zu. Bis ich dann das Erbrechen als perfekte Lösung für all meine Probleme entdeckte. Das erforderte ein gewisses Organisationstalent, da wir in einer kleinen Wohnung lebten und das Badezimmer keinen Schlüssel hatte.

Ich musste die Anfälle so legen, dass ich kotzen konnte, wenn meine Mutter auf der Arbeit war. Manchmal, wenn mir mein Bruder im Weg war, habe ich mir eine große Plastikschüssel geschnappt und mich damit im Wohnzimmer eingeschlossen, um in Ruhe kotzen zu können. Der arme Kerl hat dann vor der Wohnzimmertür gestanden und fürchterlich geweint, weil ich ihn nicht reingelassen habe.

Ich habe meinem Bruder in der Zeit oft wehgetan. Er war als Kind sehr pummelig und wenn ich ihn besonders ärgern wollte, habe ich ihm das Lied »Ohne Dich« von den Ärzten vorgespielt und dabei laut mitgesungen:

»Eine tote Qualle hat in etwa dein Niveau! Mit der Visage wärst du Star in jeder Monstershow! Fahr zur Hölle! Fall tot um! Begreifst du mich denn nicht? Die Welt könnte so schön sein – ohne dich!«

Er hat dabei fürchterlich geweint und ich habe einfach weitergemacht. Ich konnte es nicht ertragen, dass er im Gegensatz zu mir eine so unbeschwerte Kindheit genoss. Das tut mir bis heute so wahnsinnig leid ... Wie sehr muss seine Kinderseele wohl darunter gelitten haben?

Das Verhältnis zu meiner Mutter wurde leider immer schlimmer. Ich war ein Sturkopf, genau wie sie. Natürlich habe ich alles heimlich gemacht, was ich nicht durfte: Ich habe geraucht, geknutscht, bin in Diskos gegangen ... Sie verzweifelte regelrecht an mir. Um mir meine Fressanfälle zu finanzieren, habe ich regelmäßig Geld von ihr geklaut. Selbst die Spardose meines kleinen Bruders war vor mir nicht sicher.

Der ganze Streit mit meiner Mutter ging sogar so weit, dass ich einmal von zu Hause weggelaufen bin. Ich wurde in einem Jugendhaus untergebracht, während das Jugendamt versucht hatte zu schlichten. Nach einer Woche bin ich dann wieder zurück nach Hause gegangen.

Ich habe mich zu Hause nicht wohl gefühlt und konnte mit meiner Mutter auch nie über meine Gefühle reden. Vielleicht hat sie mich auf ihre Art geliebt und war der Meinung, immer das Beste für mich zu tun. Aber ich fühlte mich immer unverstanden. Ich konnte nie

jemanden zu mir einladen und wirklichen Anschluss zu meinen Schul-
kameraden habe ich auch nie gefunden.

Mir fehlte zudem immer meine Privatsphäre. Es war nicht so
schlimm, dass ich ein Zimmer mit meinem kleinen Bruder teilen
musste, aber die Tatsache, dass meine Mutter immer in meinen Sachen
herumgewühlt hat, hat mich sehr wütend gemacht.

Ich war auch nicht weit davon entfernt, eine kriminelle Bahn ein-
zuschlagen. Auf einer Klassenfahrt habe ich bei einer Mutprobe mit-
gemacht, indem ich Klamotten geklaut habe. Gott sei Dank, bin ich
dabei nicht erwischt worden.

Auch in dem Supermarkt, wo ich nachmittags gejobbt habe, habe
ich ab und zu etwas mitgehen lassen. Einmal wurde ich fast auf fri-
scher Tat ertappt und bin nur nicht aufgeflogen, weil ich den Kajal-
stift in meiner Unterhose versteckt hatte.

Heute schäme ich mich sehr dafür. Ich hatte damals kein Gefühl
dafür, was richtig und was falsch war. Werte wie Dankbarkeit, Respekt und Toleranz wurden mir zu Hause leider nie vorgelebt. Im
Gegenteil! Von meiner Mutter und meinem Stiefvater habe ich gelernt,
egoistisch zu sein. Rücksichtslos und selbstverliebt. Bei uns lief Tag
und Nacht die Glotze und es wurde immer über andere gelästert.
Man hatte Spaß daran, andere Menschen kleinzumachen.

Es tut mir heute noch sehr weh, dass meine Mutter nicht zu meiner Abiturfeier gekommen ist (wir hatten mal wieder Streit). Es ist
dann derart eskaliert, dass ich nach dem Abitur endgültig von zu
Hause ausgezogen und in einer Nacht- und Nebel-Aktion zu meinem
damaligen Freund gezogen bin. Es war nicht die große Liebe (war es
überhaupt Liebe?), aber ich war zu dem Zeitpunkt einfach nur froh,
dass sich überhaupt ein Mann dazu herabgelassen hatte, mit jemandem wie mir zusammen zu sein. Es war klar, dass diese Beziehung
nicht ewig halten würde.

Die nächsten Jahre begann ich einen Ego-Trip. Obwohl ich mit
meinem Freund recht frisch zusammen war, fing ich an, ihn zu betrü-
gen. Meistens mit Männern aus seinem Umfeld, die ebenfalls verge-

ben waren. Durch die Bulimie hatte ich ja eine ziemlich gute Figur und ich hatte angefangen, mich sehr aufreizend zu kleiden. Ich tat alles, um den Männern den Kopf zu verdrehen. Ohne Rücksicht auf Verluste. Ich weiß gar nicht mehr, wie oft ich ihn betrogen habe. Ein schlechtes Gewissen hatte ich dabei nicht. Ich hatte ja gelernt, egoistisch zu sein und in erster Linie an mich zu denken. Die Liebhaber gaben mir die Selbstbestätigung, die ich mein ganzes Leben lang vermisst hatte. Ich fühlte mich begehrt und genoss die Macht, die ich plötzlich über die Männer hatte. Es war kein Wunder, dass ich in der Zeit keine Freundinnen hatte. Die Frauen waren ja nicht doof. Sie witterten in mir die Konkurrentin, so dass ich das Gefühl von »Gebrauchtwerden« nur über meine Liebhaber kannte.

Der erste Versuch, mich nach vier Jahren von meinem Freund zu trennen, endete in einem Desaster. Er tat alles, um mich zu halten. Er weinte und bettelte um eine zweite Chance, dass ich aus Mitleid noch zwei weitere Jahre mit ihm zusammenblieb.

Das Schlimmste, was ich in der Zeit getan habe, war, mit dem Freund einer lieben Arbeitskollegin (die auch eine gute Freundin geworden war) eine Affäre zu beginnen. Ich fand ihn nicht mal besonders attraktiv, aber wir hatten viel Spaß miteinander. Bis er mir eines Tages gestand, dass er sich in mich verliebt hatte. Das wurde mir dann zu heiß und ich wollte die Affäre beenden. Er empfand das jedoch als persönliche Niederlage und hat vor Wut alles auffliegen lassen. Natürlich wurde ich als die Böse und er als Opfer dargestellt. Er erzählte seiner Freundin, dass ich ihn nach allen Regeln der Kunst verführt hätte und ihn jetzt nicht mehr in Ruhe lassen würde. Sie hat seitdem kein Wort mehr mit mir gesprochen und auch die Beziehung zu meinem Freund war nun endgültig zu Ende.

Als Single hatte ich noch weniger Skrupel, was die Männer anging. Ich nahm mir, was ich haben wollte, ohne Rücksicht auf Verluste. Wenn ich gerade keine Affäre hatte, schloss ich mich in meine Wohnung ein und fraß und kotzte, manchmal bis zu zehnmal am Tag.

Obwohl mir klar war, dass da etwas mächtig schieflief, konnte ich einfach nicht damit aufhören. Ich war vor allem in den Phasen der Magersucht sehr stolz auf mich. Wenn ich so gut wie nichts gegessen hatte, fühlte ich mich besonders stark und war der Meinung, ich hätte alles unter Kontrolle. Es gab sogar Zeiten, in denen ich auf den Tag verteilt nur einen Apfel aß. Und sogar diesen erbrach ich, wenn ich konnte. Ich fühlte mich selbst mit 40 Kilo (bei einer Größe von 1,62 m) viel zu dick, aber ich habe es nie geschafft, noch mehr abzunehmen. Dadurch, dass ich zwischendurch immer wieder Fressanfälle hatte, ist wohl trotz Erbrechen immer noch genug Essen im Magen geblieben. Es gab auch Phasen, in denen ich nach den Fressanfällen einfach nicht erbrechen konnte, so dass ich dann in kürzester Zeit wieder zunahm. Mein Gewicht ging teilweise bis auf 70 Kilo hoch. Ich hasste meinen Anblick im Spiegel und war teilweise so verzweifelt, dass ich sehr oft mit dem Gedanken spielte, mir das Leben zu nehmen. Aber auch dafür war ich zu feige. Gott sei Dank.

Nach meiner Berufsausbildung zog ich in eine andere Stadt, wo ich ein BWL-Studium absolvierte. Ich wollte allen beweisen, dass ich nicht nur gut aussah, sondern auch schlau war. Vielleicht wollte ich mit Wissen das Loch in mir füllen. Ich wusste, dass sich mit dem Studium eine neue Welt für mich auftun würde. Aber es hat mich nicht satt gemacht. Die Flucht in eine andere Stadt änderte nichts an meiner Situation – schließlich hatte ich mich ja selber mitgenommen.

Auch während des Studiums wollte ich immer die Beste sein und habe gelernt wie eine Wahnsinnige. Ich hatte gehofft, dass die Anerkennung der anderen mich glücklich machen würde. Aber das tat sie leider nicht. Tief in mir drin war ich einfach nur traurig und einsam.

Als ich Jan kennen lernte, war meine Fassade perfekt. Ich hatte einen guten Job, eine super Figur (zu der Zeit trieb ich – zusätzlich zur Bulimie – jeden Tag Sport) und war nach außen hin eine selbstbewusste, junge Frau, die wusste was sie wollte. Natürlich änderte sich durch die neue Partnerschaft nichts an meinem Problem. Im Gegenteil. Als wir in unsere erste gemeinsame Wohnung gezogen waren, wurde es für mich noch schwieriger, meine Fressanfälle so zu organisieren, dass Jan davon nichts mitbekam. Am liebsten war ich alleine zu Hause. Nur ich und das Essen. Ich liebte das Geräusch, wenn die Tür ins Schloss fiel und ich wusste, dass Jan weg war und ich in Ruhe essen konnte.

Wenn es darum ging, bei den Nachbarn Blumen zu gießen, während sie im Urlaub waren, hatte ich mich immer als Erste gemeldet. Endlich konnte ich jeden Tag ungestört fressen und kotzen. Ich machte es mir auf der Couch so richtig schon gemütlich, ließ mich vom Fernseher berieseln, während ich die Vorräte der Nachbarn leerfutterte und ihre Toilette vollkotzte. Natürlich habe ich im Anschluss alle Spuren beseitigt und alles wieder nachgekauft und ersetzt, so dass niemand etwas gemerkt hat.

Ich war auch Weltmeister im Balancieren von Fast Food und Autofahren. Das Auto war für mich immer ein geschützter Raum, in dem ich ungestört essen konnte. Mir war nicht bewusst (oder vielleicht wollte ich es auch gar nicht sehen), was für eine Gefahr ich für mich und die anderen Verkehrsteilnehmer war. Ich war eine tickende Zeitbombe während der Autofahrt. Wenn mir Essen runterfiel, griff ich auch bei 150 km/h in den Fußraum, um es wieder aufzuheben.

Egal wohin ich ging, ich hatte immer dafür gesorgt, genug Süßigkeiten dabei zu haben. Meine Handtasche war stets gut gefüllt, so dass ich bei jeder Gelegenheit heimlich reingreifen und mir unbemerkt etwas in den Mund schieben konnte.

Als ich in Jans versnobten Freundeskreis aufgenommen wurde, fühlte ich mich noch mehr unter Druck gesetzt. Jan wollte ein Vorzeigepüppchen haben und ich tat alles dafür, um seinen Anforderungen zu entsprechen. Ich war immer noch sehr stark von Verlustängsten geplagt und klammerte mich regelrecht an die Menschen in meinem Umfeld. Es war nicht einfach, mit mir befreundet zu sein, weil ich sehr besitzergreifend und eifersüchtig war. Ich wollte immer im Mittelpunkt stehen und für jeden die Nummer eins sein. Für mich war es essentiell, was andere von mir dachten. Selbst wenn ein paar Arbeitskollegen etwas unternommen hatten, ohne mich vorher zu fragen, ob ich mitkommen möchte, bin ich daran zugrunde gegangen. Ich fühlte mich ungeliebt und hintergangen und mein Selbstvertrauen war komplett hinüber. Natürlich habe ich dann immer versucht, den Druck mit Essen abzubauen, aber die emotionale Vollnarkose, die ich mir damit verpasste, war nur von kurzer Dauer. Nach einem Anfall fühlte ich mich nur noch schlechter, was mich in die Isolation und dadurch wieder ins Essen trieb. Ein Teufelskreis.

Daniel, ein hübscher Sunnyboy aus Jans Clique, war ein ganz typischer Fall. Er konnte jede Frau haben, die er wollte. Und er nahm sie sich auch. Aber mir hat er vertraut und mir hat er alles, auch sehr intime Dinge, erzählt. Das schmeichelte mir natürlich sehr und ich habe mich dadurch sehr wichtig gefühlt. Als er dann seine große Liebe kennen gelernt hatte und ich zu spüren bekam, dass ich auf einmal nicht mehr die Nummer eins in seinem Leben war, habe ich alles versucht, um die beiden auseinanderzubringen. Da mir das trotz aller Intrigen nicht gelang, musste ich ihn ziehen lassen. Ich habe Rotz und Wasser geheult und mich gefühlt, wie der letzte Dreck. Ich beneidete seine Freundin um ihr Leben mit ihm. Ich beneidete so viele Menschen, die ein vermeintlich glückliches und sorgenfreies Leben führten.

Mich dagegen plagten ständig Existenzängste und die Sorge, was passieren würde, wenn wir plötzlich kein Geld mehr hätten. Meine Selbstzweifel ließen mich wahrscheinlich unbewusst so handeln, dass ich immer wieder meine Jobs verlor. Ich konnte zwar nach jeder Kündigung schnell wieder einen neuen Arbeitsvertrag unterschreiben, aber ich hatte bei jedem Job immer das Gefühl, der Aufgabe nicht gewachsen zu sein, und wartete ständig darauf, gekündigt zu werden. Und wie es mit selbsterfüllenden Prophezeiungen so war, traten diese natürlich auch bei mir ein. Ich sorgte - bewusst oder unbewusst – immer dafür, dass meine Existenzängste auch eine Daseinsberechtigung hatten und hielt mich damit selber in einer nicht enden wollenden Angstspirale gefangen ...

Als ich mit dem Lesen fertig war, wurde mir bewusst, dass ich sehr viel geweint haben musste. Vor mir lag ein Berg aus benutzten Taschentüchern. Es war plötzlich so still in dem Raum, dass man eine Stecknadel hätte fallen hören können. Mir war nicht einmal aufgefallen, wann Christiane die Entspannungsmusik im Hintergrund ausgemacht hatte.

Mit Tränen in den Augen schaute ich sie an. Was mochte sie jetzt für ein Bild von mir haben? Bestimmt verachtete sie mich für all das, was ich getan hatte.

»Danke für dein Vertrauen und dass du deine Geschichte mit mir geteilt hast«, sagte sie sanft und umarmte mich ganz fest.

Ich konnte gar nicht aufhören zu weinen. Zu schmerzhaft waren die Erinnerungen aus meiner Kindheit, die ich mein Leben lang versucht hatte zu verdrängen. Es war das erste Mal, dass ich mit jemandem über den sexuellen Missbrauch gesprochen hatte, und es hatte – neben dem Schmerz – auch etwas Befreiendes.

»Alles ist gut, weine dich ruhig aus«, sagte Christiane leise, während sie mit einer Hand sanft über mein Haar streichelte.

Ich spürte eine große Erleichterung und konnte es kaum glauben, dass Christiane mich, trotz all dem, was sie jetzt über mich wusste, immer noch bedingungslos annahm. Das berührte mich sehr und es rückte mein Selbstbild zurecht. Ich hatte auf einmal das Gefühl, mich endlich selber annehmen zu dürfen.

Kein Mensch auf der Welt war perfekt, warum aber wollte ich es um jeden Preis dennoch sein? Es war mein Ego, was mir dies eingeredet hatte. Egal ob es um Selbstüberschätzung oder Selbsterniedrigung ging (und in beiden war ich Weltmeister), damit war jetzt Schluss! Ich brauchte mich weder zu verbiegen, um es anderen recht zu machen und Anerkennung zu bekommen, noch musste ich mich vor der Welt verstecken, weil ich mich so klein und wertlos fühlte. Das war eine der wichtigsten Erkenntnisse, die ich aus diesem Schritt gewonnen hatte.

Ich hätte nie gedacht, dass ich mal in der Lage sein würde, einem anderen Menschen gegenüber so gnadenlos ehrlich zu sein. Ich spürte einen Anflug von Stolz, als mir bewusst wurde, was ich da gerade geleistet hatte.

»Wie geht es dir jetzt?«, fragte Christiane, als ich mich ein wenig beruhigt hatte.

»Einerseits fühle ich mich irgendwie erleichtert«, sagte ich, »aber andererseits weiß ich nicht, was ich mit dem aufgestauten Hass dem ehemaligen Nachbarn gegenüber machen soll«, gab ich zu. »Ich weiß ja nicht mal mehr seinen Namen oder ob er überhaupt noch lebt.«

»Vielleicht wird es nötig sein, dass du dich noch intensiver damit auseinandersetzt und alles aufschreibst, was dich in dem Zusammenhang beschäftigt. Egal wie groß der Schmerz dir auch erscheinen mag, durch das Schreiben grenzt du ihn ein und machst ihn für dich greifbar. Er hat plötzlich einen Anfang und ein Ende und alleine diese Erkenntnis kann bereits eine große Erleichterung herbeiführen«, erklärte Christiane.

»Ja, vielleicht sollte ich das wirklich mal tun«, sagte ich nachdenklich.

»Ich habe dazu ein Ritual, was ich immer zum Jahresende durchführe«, fuhr sie fort. »Am letzten Tag des Jahres schreibe ich mir selber einen Brief, in dem ich alles Negative, was mir in dem Jahr widerfahren ist, aufführe. Alleine dadurch verliert die jeweilige Situation ihren Schrecken. Um das Ganze noch mal zu verstärken, verbrenne ich den Brief kurz vor Mitternacht und lasse damit symbolisch alles Negative im alten Jahr.«

»Wow, das gefällt mir!«, sagte ich. Ich fand dieses Ritual wirklich sehr schön und wollte es beim nächsten Jahreswechsel unbedingt auch mal ausprobieren.

»Vertraue auf den Prozess«, sagte sie lächelnd und ergänzte dann mit etwas ernsterer Miene: »Ich weiß, dass du das nicht gerne hören wirst, aber vielleicht solltest du als zusätzliche Unterstützung für die Aufarbeitung deines Traumas eine Therapie in Erwägung ziehen. Professionelle Hilfe in Anspruch zu nehmen ist nichts, wofür man sich schämen muss. Lasse es dir einfach mal durch den Kopf gehen.«

»Ich werde mal drüber nachdenken«, sagte ich zustimmend.

»Und wenn du trotz allem immer noch Hass für diesen Menschen empfindest, solltest du auch hier wieder auf das Gebet zurückgreifen, so wie bei deiner Arbeitskollegin.«

»Das kann ich nicht!«, war meine spontane Antwort. »Ich kann für diesen Mann nicht beten oder ihm Gutes wünschen. Ich kann nicht mal um die Bereitschaft bitten, es tun zu können.«

Es ging wirklich nicht. Vielleicht würde ich es eines Tages können, aber zum jetzigen Zeitpunkt wünschte ich ihm nur einen langsamen, qualvollen Tod.

»Den größten Gefallen tust du dir selber, indem du ihm vergibst. Sonst bleibst du in dem Schmerz gefangen.« Sie reichte mir ein frisches Taschentuch rüber. »Wenn du ihm nicht vergeben kannst, dann bitte deine Höhere Macht, es für dich in deinem Namen zu tun. Das alleine kann bereits eine große Veränderung in dir bewirken.«

Ich nickte stumm und Christiane überlegte kurz, bevor sie weitersprach: »Weißt du, es gibt da draußen sicherlich auch Menschen, die Groll gegen mich haben – in den meisten Fällen weiß ich es nicht einmal und in den anderen Fällen ist es mir völlig egal. Genauso wird es deinem Nachbarn gehen. Dein Groll tangiert ihn nicht im Geringsten. Ich kann es nicht oft genug sagen«, betonte sie mit Nachdruck in der Stimme, »aber wenn ich Groll habe, schade ich nicht der anderen Person, sondern einzig und alleine *mir* selbst.«

Sie fand schnell ein Beispiel, an dem sie es mir noch mal verdeutlichte: »Als ich ein Kind war, habe ich gesehen, wie unser Nachbar unseren Hund absichtlich erschossen hat. Ich hatte mein Leben lang Groll gegen diesen Mann. Hat mein Groll ihm geschadet? Nein. Hat es ihm geschadet, dass ich ihn nicht mehr gegrüßt habe? Nein.«

»Und was hast du gegen deinen Groll gemacht?«, wollte ich wissen.

»Ich habe einen vierten Schritt gemacht und dabei gesehen, warum ich mit so viel Groll reagiert habe. Dann habe ich zugesehen, dass ich meine Seite der Situation aufgeräumt bekomme. Danach war es

mir egal, was der Nachbar getan hat – es war nicht mehr meine Angelegenheit.«

»Hast du ihm vergeben?«, hakte ich nach.

Sie überlegte kurz. »Ich weiß nicht, ob ich ihm vergeben habe. Ich
habe viel mehr ein tieferes Verständnis dafür bekommen, dass er spirituell krank ist, und deswegen fällt es mir leicht, für ihn zu beten.
Wenn er spirituell gesund gewesen wäre, hätte er sicherlich nicht
unseren Hund erschossen. Der arme Mann konnte damals nicht
anders handeln. Die einzige für ihn mögliche Option war, den Hund
zu erschießen. Das war alles, was er tun konnte. Ich aber bleibe auf
meiner Straßenseite und danke Gott für die geistige Gesundheit und
dafür, dass ich in meinem Leben keinen Hund erschießen muss.«

O. k., so weit war ich definitiv noch nicht. Aber ich wünschte mir
sehr, von meinem Groll befreit zu werden, und so nahm ich mir vor,
bei der nächsten Stillen Zeit meine Höhere Macht tatsächlich darum
zu bitten, sich der Sache mal anzunehmen.

Trotz der Erkenntnis, dass ich von Neid, Hass, Egoismus, Groll, Unehrlichkeit, Angst und Selbstmitleid getrieben wurde, fühlte ich mich
nach dem Teilen meiner Inventur befreit, so als hätte man einen rie-
sigen Felsbrocken von meiner Brust genommen. Natürlich bemitlei-
dete ich mich für das, was mir alles passiert war. Das war der ichbezogene Teil der Inventur. Aber ich hatte anderen Menschen so viel
Leid zugefügt, dass ich mich dafür in Grund und Boden schämte und
jetzt das dringende Bedürfnis verspürte, etwas daran zu ändern.

»Du darfst jetzt keine überstürzten Entscheidungen treffen«,
bremste Christiane mich aus. »Denke in Ruhe über alles nach. Wir
werden in den nächsten Schritten noch viel über deine Inventur sprechen und du wirst Gelegenheit haben, mit deiner Vergangenheit Frieden zu schließen. Vertraue mir, o. k.?«

»O. k.«, sagte ich, während ich mir die Nase putzte.

»Ich lasse dich jetzt eine Stunde alleine«, sagte Christiane. »Es ist wichtig, dass du nach dem Teilen der Inventur eine Stunde in Stille mit dir selbst verbringst. Beobachte einfach deine Gedanken, lasse sie zu, nehme sie zur Kenntnis, aber lasse sie auch wieder gehen. Suche bewusst die Verbindung zu deiner Höheren Macht und lasse sie deine Gedanken steuern. Wir sind nach dem fünften Schritt sehr aufgewühlt, daher ist die Stille Zeit im Anschluss unheimlich wichtig, damit wir wieder ruhig und klar werden.«

Die Stille Zeit nach dem fünften Schritt war eine der schönsten Erfahrungen, die ich bisher machen durfte. Ich fühlte mich geerdet und spürte einen inneren Frieden, wie ich ihn bisher noch nicht kannte. Zum ersten Mal in meinem Leben hatte ich das Gefühl, dass meine Angst verschwindet und mich stattdessen eine tiefe Demut und Dankbarkeit erfüllt. Vielleicht war es so etwas wie ein spirituelles Erwachen, ich weiß es nicht. Aber es hat mich auf jeden Fall in dem Glauben an meine Höhere Macht bestärkt und mich darin motiviert, weiter im Programm zu arbeiten.

Mir war klar, dass es ab jetzt darum gehen würde, mich um das zu kümmern, was wirklich wichtig war. Ich hatte eine gründliche Inventur gemacht und nun war es an der Zeit, die schlechte und verdorbene Ware zu entsorgen. Natürlich konnte ich meine Charakterfehler nicht einfach mit einem Fingerschnipp loswerden. Wenn ich meine geistige und seelische Gesundheit wiedererlangen wollte, musste ich zum nächsten Schritt übergehen.

»Im sechsten Schritt werden wir damit beginnen, all die Charakterfehler, mit denen wir uns bisher herumgeschlagen haben, hinter uns zu lassen«, bestätigte Christiane meine Gedankengänge. »Und nicht nur das!«, fuhr sie fort. »Durch die Ehrlichkeit, die wir bei dem Mitteilen der Inventur gezeigt haben, haben wir gleichzeitig auch den Grundstein für eine der wichtigsten Charaktereigenschaften in unserem Genesungsprozess gelegt. Die Arbeit in den zwölf Schritten wird uns helfen, diesen Charakterzug weiter auszubauen.

Ihre Worte machten mir Mut und ich schöpfte neue Hoffnung, dass ich wirklich dauerhaft genesen könnte.

Schritt 5:

»Wir gaben Gott, uns selbst und einem anderen Menschen gegenüber unverhüllt unsere Fehler zu.«

Sechster Schritt – die Bereitschaft, seine Charakterfehler beseitigen zu lassen

»Was kann ich als nächstes tun?«, fragte ich bei unserem nächsten Treffen voller Tatendrang. So schmerzhaft die Erinnerungen an die Erlebnisse in meiner Kindheit auch waren, ich wollte jetzt, nachdem ich den vierten und fünften Schritt getan hatte, so schnell wie möglich weitermachen. Ich wusste ja jetzt, was ich an mir verändern musste, aber eben noch nicht wie.

»Nichts«, war Christianes knappe Antwort.

Ich schaute sie verwundert an. »Wie, nichts?«, fragte ich. »Es muss doch irgendwie weitergehen! Wie kann ich mich ändern?«

»Natürlich geht es weiter, aber du selber kannst dich nicht ändern.«

Es wurde immer mysteriöser.

»Warum denn nicht? Was stimmt denn nicht mit mir?« Ich hatte Tränen in den Augen.

»Weißt du, die Tatsache, dass wir uns unserer Charakterfehler bewusst geworden sind, hilft uns nicht dabei, diese auch loszuwerden. Es war für mich ein großer Schock, als ich feststellen musste, dass ich nicht nur dem Essen gegenüber machtlos war. Es gab noch viel mehr in meinem Leben, dem gegenüber ich machtlos war. Einschließlich meiner Charakterfehler. Ich wollte mir das nicht eingestehen und dachte anfangs, wenn ich nur hart genug an meinen Fehlern arbeiten würde, würde ich sie in den Griff bekommen.«

Ich verstand immer noch nicht, worauf sie hinauswollte.

»In dieser Zeit war ich ziemlich frustriert und näher denn je an einem Rückfall«, fuhr Christiane fort. »Ich wollte alles *tun*, um mich zu ändern. Stundenlang analysierte ich meine Charakterfehler, war bereit, noch mehr im Programm zu arbeiten, spendete Geld an Menschenrechtsorganisationen, half alten Omas über die Straße … Und trotzdem log ich meine Freunde weiter an, ich verglich mich weiter mit anderen und merkte, dass ich immer noch versuchte, die Kontrolle über alles zu behalten. Es hatte sich eigentlich nichts geändert, ich war dieselbe Person wie vorher, nur mit dem Unterschied, dass ich keine verrückten Essgewohnheiten mehr hatte. Mir war klar, dass es nur eine Frage der Zeit war, bis ich wieder anfing, zu hungern oder bulimisch zu werden.«

»Das sind aber keine guten Aussichten«, erwiderte ich enttäuscht. Ich merkte, wie meine Euphorie verflog. »Ich kann also nichts tun, um mich selbst zu ändern?«

Christiane nickte.

»Ich muss mich damit abfinden, dass ich immer so bleiben werde, egal was ich dagegen unternehme?«

Sie nickte erneut.

Was war das denn für ein bescheuertes Programm?! Wo war denn der Sinn darin, erst so viel Arbeit in das Programm zu stecken, nur um dann zu merken, dass ich nichts gegen die Abgründe tun konnte, die sich in der Schritte-Arbeit aufgetan hatten? Ich war verzweifelt. Wo sollte ich nur hin, mit alldem aufgestauten Hass und dem tiefen Groll meinem Peiniger und meinen Eltern gegenüber? Am liebsten hätte ich alle meine Charakterfehler in einen Sack gepackt und verbrannt. Aber so einfach war es leider nicht. Sie waren tief verwurzelt in mir und ich konnte absolut nichts dagegen tun, um mich ihrer dauerhaft zu entledigen.

Wenn ich es nicht konnte, wer konnte es dann?

»Wir müssen uns damit abfinden, dass unsere Charakterfehler ein Teil von uns, von unserer Suchtpersönlichkeit, sind und wir müssen sie als solche akzeptieren. Wir müssen uns mit all unseren Charakterfehlern annehmen und akzeptieren, dass wir ihnen gegenüber machtlos sind. Kommt dir das bekannt vor?«, fragte sie.

»So wie beim ersten Schritt?«, antwortete ich spontan.

Christiane lächelte.

»Ganz genau«, sagte sie. »Wir müssen aufhören, gegen uns selber zu kämpfen. Tief in uns ist immer noch die Angst verwurzelt, dass wir, wenn wir unsere Suchtpersönlichkeit aufgeben und uns dann dem Leben mit all seinen Höhen und Tiefen stellen müssen, dabei zugrunde gehen. Dabei ist genau das Gegenteil der Fall. Wenn wir weiter daran festhalten, werden wir wieder rückfällig werden und letztendlich an unserer Sucht zugrunde gehen.«

Das machte für mich Sinn. »Ich muss mich also mit all meinen Charakterfehlern annehmen und akzeptieren, dass ich ihnen gegenüber machtlos bin?«

»Genau das ist das Geheimnis des sechsten Schritts«, bestätigte Christiane. »Die Akzeptanz, dass wir uns selber nicht ändern können, und die Bereitschaft, es in die Hände unserer Höheren Macht zu legen.«

Sie machte eine kurze Pause.

»Verstehst du jetzt, warum du in diesem Schritt nichts *tun* kannst? Es geht, wie im dritten Schritt, lediglich um die *Bereitschaft*, es tun zu wollen.«

Ich verstand.

Die Tatsache, dass wir verzweifelt darüber waren, dass unsere Charakterfehler auch nach dem fünften Schritt immer noch da waren, hatte letztendlich einen Sinn. Diese Verzweiflung erzeugte in uns die Bereitschaft, unsere Machtlosigkeit zuzugeben und es an unsere Höhere Macht abzugeben.

»Und zwar *alle* unsere Charakterfehler!«, unterbrach Christiane meinen Gedankengang.

Ich schaute sie etwas verwirrt an, weil ich nicht verstand, was sie mir damit sagen wollte.

»Bei mir war es so«, fuhr sie fort, »dass ich zwar bereit war, meine Charakterfehler von meiner Höheren Macht beseitigen zu lassen, aber eben nicht alle. Ein paar kleine Veränderungen sollten es sein, ich musste ja nicht gleich meine komplette Persönlichkeit ändern. Mit dieser Denkweise habe ich meiner Höheren Macht den Zugang

zu mir versperrt. Ich blockierte ihre Arbeit, indem ich immer noch
an einigen Charakterfehlern festhielt, in dem Glauben, es würde sich
alles von selbst regeln, wenn ich nur einen anderen Job und mehr
Geld hätte.«

Jetzt erst wurde mir die Tragweite dieses Schrittes bewusst.

»Wenn ich genauer darüber nachdenke«, sagte sie, »dann war ich
in Wirklichkeit nicht einmal dazu bereit, die Charakterfehler von
mir nehmen zu lassen. Ich wollte einfach nur, dass all die Schwierigkeiten, die damit zusammenhingen, verschwinden. Dann, so dachte
ich, würde alles gut werden. Ich hatte tatsächlich erwartet, mit einem
Neuanfang andere Ergebnisse zu bekommen, obwohl sich an mir
selber nichts verändert hatte.«

»Und wie hast du das Problem gelöst?«, fragte ich neugierig.

»Indem ich meine Höhere Macht um die Bereitschaft bat, es tun
zu können«, sagte sie. »Immer und immer wieder habe ich gebetet
und darum gebeten, an keinem Charakterfehler mehr klammern zu
müssen. Mit der Bereitschaft kam dann später auch die Fähigkeit.«

»Es ist schon seltsam«, sagte ich. »Obwohl uns klar ist, wie sehr
uns unsere Denkmuster schaden, halten wir an ihnen fest, weil sie
vermeintlich alles sind, was wir haben. Wir haben Angst davor, was
mit der plötzlichen Leere passiert, die in uns entsteht, wenn alle Charakterfehler von uns genommen werden.«

Dabei gibt es im Universum keinen leeren Raum. Wenn etwas verschwindet, wird es durch etwas anderes ersetzt. In unserem Fall tritt
an Stelle der Charakterfehler Liebe und innerer Frieden ein. Darauf
zu vertrauen ist unerlässlich, um die Angst vor der Leere gar nicht
erst aufkommen zu lassen.

Mir fiel es in dem Prozess sehr schwer, die für mich bequemen
Charakterfehler loszulassen. Ich lästerte doch so gerne über andere
und wenn diese davon nichts mitbekämen, dann würde ich damit
doch keinem schaden … Eine kleine Notlüge hier und da machte das
Leben doch so viel einfacher, warum sollte ich da den unbequemen
Weg der Wahrheit wählen? Es bereitete mir zudem großen Spaß,

Männer um den Finger zu wickeln und sie dann wieder fallen zu lassen. Ihre daraus folgende Verärgerung war für mich eine große Befriedigung …

Ich musste tatsächlich, genau wie Christiane, ebenfalls um die Bereitschaft bitten, *alle* meine Charakterfehler beseitigen lassen zu wollen.

Natürlich war jeder meiner Charakterfehler irgendwann mal nützlich für mich, sonst hätte er sich ja nicht so manifestiert. Wenn ich z. B. über eine andere Person schlecht redete, erhielt ich im Gegenzug die Aufmerksamkeit meines Gesprächspartners, mit dem ich gemeinsam lästerte. Wenn ich jemanden anlog und damit durchkam, wurde ich mit einem Gefühl von Selbstbestätigung belohnt. Wenn ich Intrigen gesponnen hatte und jemanden, den ich nicht leiden konnte, damit ins Unglück stürzte, bereitete mir das eine große Freude. Und das sollte ich nun alles bereitwillig von mir nehmen lassen?

»Ja!«, bestätigte Christiane. »Alles oder nichts! Wir müssen auf ganzer Linie kapitulieren und es in die Hände unserer Höheren Macht legen, unsere Persönlichkeit zu verändern. Das wird nicht von heute auf morgen passieren, was aber nicht heißt, dass wir in der Zwischenzeit so weiter leben sollen wie bisher. Wir hinterfragen nach wie vor bei all unseren Handlungen, was in der jeweiligen Situation der Wille unserer Höheren Macht für uns wäre, und verhalten uns dementsprechend.«

Nach einer kurzen Pause fiel ihr noch etwas Wichtiges ein:

»Wenn wir in einer Situation unsere Höhere Macht nicht um Hilfe bitten, dann sollten wir uns fragen, warum. Vielleicht, weil wir nicht hören wollen, was sie uns zu sagen hat? Weil wir ahnen, dass ihr Wille uns gerade nicht in den Kram passt und wir lieber nach unserem eigenen Willen handeln würden? Diesen Fehler dürfen wir nicht machen!«

Ich hatte plötzlich das Gefühl, dass ich durch die Kapitulation kein Verlierer mehr war. Im Gegenteil! Es zeugte von großer Stärke, meine Angst zu überwinden und völlig bereit zu sein, all meine Charakterfehler an meine Höhere Macht zu übergeben. Wie ein spiritueller Chirurg konnte sie nun meine Persönlichkeit von kranken Teilen befreien und damit Platz für eine neue, gesunde Denkweise schaffen.

Schritt 6:
»Wir waren völlig bereit, all diese Charakterfehler
von Gott beseitigen zu lassen.«

Siebter Schritt – delete & reset: Frühjahrsputz im Hirn

Im Vergleich zu dem Gefühlschaos im Schritt sechs sollte der siebte Schritt eigentlich ein lockerer Spaziergang werden. Eigentlich. Es ging ja »nur« um ein demütiges Gebet, in dem wir unsere Höhere Macht darum baten, unsere Mängel von uns zu nehmen. Aber genau das war eine große Herausforderung für mich. Um etwas zu bitten, bedeutete, dass ich mir gleichzeitig eingestehen musste, »bedürftig« zu sein. Meine Suchtpersönlichkeit wollte aber nicht bedürftig sein, weil ich viel zu oft in meinem Leben die Erfahrung machen musste, dass meine Bedürfnisse nicht erfüllt wurden. Und Hilfe annehmen wollte der süchtige Teil von mir schon mal gar nicht, weil er das sofort mit Schwäche und Kontrollverlust gleichsetzte.

Außerdem konnte ich mit dem Begriff »Demut« in diesem Zusammenhang nicht wirklich etwas anfangen. Vielleicht verwechselte ich »Demut« aber auch mit »Demütigung«, und davon hatte ich weiß Gott genug in meinem Leben …

»Es ist die tiefe und ehrliche Akzeptanz dessen, was wir sind und wer wir sind«, klärte Christiane mich auf, »ohne dabei über uns selbst zu richten oder uns mit anderen zu vergleichen. Wir sind einfach so, wie wir sind, und wir müssen uns damit abfinden, dass wir alleine durch unseren Willen daran nichts ändern können. Nur durch die Hilfe unserer Höheren Macht sind wir in der Lage, unsere Persönlichkeit zu verändern.«

»Ich muss also meine Inventur zur Hand nehmen, alle meine Fehler einzeln aufzählen und meine Höhere Macht demütig darum bitten, sich um diese Fehler zu kümmern – und zwar so, wie sie es für richtig hält, und nicht, wie ich es gerne hätte«, fügte ich ergänzend hinzu.

»Genauso ist es«, sagte Christiane. »Deine Höhere Macht kennt dich besser als du selbst. Erlaube ihr, in dir zu wirken und deine Gedanken und Handlungen zu steuern. Durch ihre Führung kann deine Festplatte neu programmiert werden.«

»Ich glaube, das nennt man auch Gehirnwäsche.« Diese Bemerkung konnte ich mir einfach nicht verkneifen.

»Ist das nun gut oder schlecht?«, wollte Christiane wissen.

Ich zuckte mit den Schultern: »Keine Ahnung.«

»Wie oft wäschst du denn deine Hände? Wie oft gehst du duschen?« Sie ließ nicht locker.

Langsam wurde mir klar, worauf sie hinauswollte: »Du meinst, dass wir uns äußerlich regelmäßig von Dreck befreien, unser Gehirn dabei jedoch vernachlässigen und es, wenn es einmal programmiert ist, immer in denselben Verhaltensweisen und Prozessen belassen?«

»Genau«, stimmte sie mir zu. »Mit den Jahren hat sich in unserem Gehirn viel Müll angesammelt. Die Programmierungen sind veraltet und aus diesem Grund denken und handeln wir oft zu unserem eigenen Nachteil. Bei mir war zum Beispiel eine Gehirnwäsche zum Thema Geld dringend notwendig. Durch meine Glaubenssätze aus der Kindheit hat sich in meinem Unterbewusstsein verankert, dass Geld schlecht ist und den Charakter verdirbt. Auf dieser Grundlage wurden alle meine Handlungen zum Thema Geld unbewusst gesteuert. Und ich wunderte mich, dass ich, obwohl ich gut verdiente, nie wirklich Geld hatte und mehr schlecht als recht über die Runden kam. Unbewusst habe ich immer darauf hingearbeitet, kein Geld zu haben, und egal wie sehr ich es mir wünschte, reich zu sein – gegen meine Glaubenssätze hatte ich keine Chance.«

»Man liest ja auch oft Geschichten von Menschen, die im Lotto gewonnen oder eine große Erbschaft gemacht haben und die dann nach einiger Zeit wieder genauso arm waren wie vorher«, ergänzte ich ihren Gedankengang. Es machte wirklich Sinn, hin und wieder mal eine Gehirnwäsche zu machen, wenn wir andere Ergebnisse im Leben haben wollten als bisher.

Durch meine demütige Einstellung konnte ich also akzeptieren, dass ich selber nicht in der Lage war, die notwendigen Veränderungen an meiner Persönlichkeit vorzunehmen. Ich musste darauf vertrauen, dass meine Höhere Macht mich von meinem geistigen Müll befreit und alles neu programmiert, was neu programmiert werden musste. Und zwar nicht, damit ich dadurch besser wurde als meine Mitmenschen, sondern damit ich so wurde, wie ich nach der Vorstellung meiner Höheren Macht sein sollte.

»Als ich das einmal begriffen hatte«, sagte Christiane, »konnte ich spüren, wie ich langsam anfing, mich selber anzunehmen. Die ganzen Schuldgefühle, die mich mein Leben lang begleitet hatten, lösten sich langsam auf und wurden nach und nach ersetzt durch Liebe. Ich wusste, dass meine Höhere Macht mich, trotz meiner Fehler, bedingungslos liebte. Wenn sie das konnte, dann konnte ich es auch! Ich gab ihr mein hungriges Herz und sie gab es mir gefüllt mit Liebe zurück. Ich konnte förmlich spüren, wie sich die Liebe in mir ausbreitete, und fühlte eine unbeschreibliche Erleichterung dabei, mir endlich selbst vergeben zu können und mich als liebenswerte Persönlichkeit anzunehmen. Ich musste mich nicht mehr mit anderen Menschen vergleichen, weil ich durch meine Demut erkannt hatte, dass ich ein gleichwertiges Mitglied der Gesellschaft war. Und das war erst der Anfang!«

»Und was kam dann?«, fragte ich neugierig nach.

»Offensichtlich sah man mir meine inneren Veränderungen auch äußerlich an, denn die Menschen, die mir begegneten, waren plötzlich alle sehr freundlich, nett und liebevoll zu mir. Man zieht ja immer das an, was man ausstrahlt, und mit so viel Liebe in mir, war ich nicht in der Lage dazu, negative Gedanken zuzulassen.«

Sie lächelte.

Es stimmte, sie hatte etwas an sich, was mich seit unserer ersten Begegnung fasziniert hatte. Ich konnte jedoch nie genau sagen, was es war. Sie war einfach umgeben von einer ganz speziellen Aura.

»Meinst du, ich kann eines Tages auf diesen Schritt zurückblicken und genauso darüber sprechen wie du?«, fragte ich voller Hoffnung.

»Ich glaube es nicht nur, ich bin mir sogar ziemlich sicher, dass du es können wirst«, sagte sie bestimmt. »Wenn du merkst, dass du anfängst dich selbst zu akzeptieren, so wie du bist – und zwar nicht *trotz* deiner Fehler, sondern *mit* deinen Fehlern –, wirst du die Veränderung in dir spüren.« Sie ließ die Worte kurz wirken, bevor sie weitersprach: »Wenn du merkst, dass deine Höhere Macht dich liebt, obwohl du egoistisch und rücksichtslos bist, dann hast du gar keinen Grund mehr, egoistisch und rücksichtslos zu sein. Je mehr du spürst, wie gut dir die Verbindung zu deiner Höheren Macht tut, desto intensiver wirst du versuchen, diese Verbindung zu vertiefen.«

Sie hatte mal wieder recht.

Wir blieben in diesem Schritt länger, als ich dachte. Christiane wollte erst zum nächsten Schritt übergehen, wenn sie sicher war, dass ich mir auch wirklich selbst vergeben hatte.

Und tatsächlich – ganz langsam fing ich an, kleine Veränderungen an mir selbst zu bemerken. Ich hatte dabei aber nicht das Gefühl, dass meine Charakterfehler von mir genommen wurden. Es war eher so, als würden sie zu meinem Vorteil umgewandelt. Vielleicht hatte meine Höhere Macht sie langsam in ihre ursprüngliche Form zurückversetzt. Bei näherem Hinschauen fiel mir nämlich auf, dass fast jeder Charakterfehler aus einer ursprünglichen Charakterstärke entstanden war.

Ich habe es am Beispiel von Neid zum ersten Mal erfahren. Mir fiel auf, dass ich nicht mehr neidisch war, wenn ich mal wieder dekadente Geschichten von den Schönen und Reichen dieser Welt las oder von erfolgreichen Unternehmern hörte, die mit einer simplen Geschäftsidee Millionen verdienten. Im Gegenteil, aus dem ursprünglichen Neid und der Frage »Warum haben die so viel Geld und ich nicht?« war mit der Zeit ehrliche Bewunderung geworden. Wenn eine Person so war, wie ich sein wollte, dann sah ich sie als Vorbild und interessierte mich dafür, wie sie es geschafft hatte. Ich fing an, Biographien erfolgreicher Menschen zu studieren, und konnte auf diesem Weg viele wertvolle Tipps für mich selber herausholen.

Mir ist auch aufgefallen, dass meine übertriebene Selbstbezogenheit in eine gesunde, liebevolle Selbstachtung umgewandelt wurde. Ich fühlte mich nicht mehr wie der Nabel der Welt, nahm mich selbst nicht mehr so wichtig und hatte dadurch das beruhigende Gefühl, dass nicht immer, wenn irgendwo ausgelassene Stimmung herrschte, die Leute zwingend über mich lachten. So interessant, dass sich die ganze Welt nur über mich unterhielt, war ich nun wirklich nicht und diese Erkenntnis nahm einen großen Druck von mir.

Ich war immer sehr ausdauernd und zielstrebig. Leider sind aus diesen eigentlich guten Eigenschaften mit der Zeit Charakterfehler geworden. Wenn ich mir etwas in den Kopf gesetzt hatte, tat ich alles, um das auch zu erreichen bzw. zu erzwingen – zur Not auch auf Kosten anderer. Meine Rücksichtslosigkeit und Dickköpfigkeit kostete mich viel Energie, die ich anderweitig sinnvoller hätte nutzen können. Ganz langsam merkte ich auch hier eine Veränderung. Ich ging nicht mehr über Leichen, um meine Ziele zu erreichen. Indem mir klar wurde, dass ich weder besser noch schlechter war als die anderen, sondern ein gleichwertiger Teil der Gesellschaft, war es mir nicht mehr egal, was ich anderen Menschen mit meinem Verhalten antat. Ich fing an, nach Wegen und Möglichkeiten zu suchen, meine Energie und Zielstrebigkeit sinnvoll einzusetzen.

»Ich will dir die Euphorie nicht nehmen«, wandte Christiane ein, »aber trotz der guten Fortschritte, die wir machen, muss dir bewusst sein, dass die Schritte sechs und sieben nie wirklich abgeschlossen sein werden.«

Ich schaute sie überrascht an.

»Und warum machen wir uns dann die ganze Mühe?«, fragte ich verdutzt.

»Darüber werden wir im zehnten Schritt noch genauer sprechen. Für den Moment reicht es, wenn du weißt, dass du an diesem Punkt der Schritte-Arbeit nicht für immer mit deinen Charakterfehlern abgeschlossen haben wirst. Es kann durchaus sein, dass deine Höhere Macht irgendwann erkennt, dass es dir an Demut mangelt, und die Notwendigkeit sieht, dir einen deiner Charakterfehler, der vielleicht immer noch verborgen oder auch wieder ausgebildet wurde, vor Augen zu führen, damit du dir dessen bewusst wirst. Nur dann wirst du wieder demütig darum bitten können, dass dieser Fehler von dir genommen wird.«

»Wir können uns nicht auf unseren Lorbeeren ausruhen … Ist es das, was du mir damit sagen willst?«

»Genauso ist es«, bestätigte sie. »Ich werde auch heute noch regelmäßig daran erinnert, dass ich Demut nicht mit meinem Willen erreichen kann. Sie ist ein Geschenk, welches ich von meiner Höheren Macht erhalte, wenn ich bereit bin, von meinen Charakterfehlern, die der Demut im Wege stehen, abzulassen.«

»Und wenn ich nicht bereit bin, dann gehe ich einen Schritt zurück und bitte um die Bereitschaft, richtig?«

»Richtig«, bestätigte Christiane, »aber wir müssen auch aufpassen, dass wir nicht überheblich werden, wenn wir merken, dass es uns besser geht. Unsere Persönlichkeitsveränderung sollte anderen, die noch leiden, Mut und Hoffnung machen.«

Sie schmunzelte, als sie ergänzte: »Mal ehrlich, als wir uns kennen gelernt haben, hattest du da nicht auch mal Gedanken wie ›Wenn die das kann, dann kann ich das auch‹ gehabt?«

Natürlich hatte ich die! Christiane war ein großes Vorbild für mich. Sie war der lebende Beweis dafür, dass dieses Programm funktionierte, und wer weiß, vielleicht konnte ich es eines Tages für jemand anderen auch werden …

Schritt 7:
»Demütig baten wir Ihn, unsere Mängel von uns zu nehmen.«

Achter Schritt – die Liste

Ich war zwar immer noch abstinent, aber die Gefahr eines Rückfalls schwebte wie ein Damoklesschwert über mir. Früher dachte ich immer, dass ich nur mein Essproblem in den Griff bekommen müsste, damit mein Leben wieder in Ordnung kommt. Was für ein Trugschluss! Jetzt, wo ich mich nicht mehr mit meiner Droge »Essen« betäubte, merkte ich erst, wie einsam und unglücklich ich tatsächlich war. Wenn ich einen Rückfall vermeiden wollte, musste ich dringend etwas dagegen tun. Aber was?

»An diesem Punkt müssen wir anfangen, an unseren zwischenmenschlichen Beziehungen zu arbeiten«, leitete Christiane den achten Schritt ein. »Viele von uns müssen hier bei null anfangen und lernen, wie man sich anderen Menschen gegenüber liebevoll verhält und was respektvoller Umgang, Barmherzigkeit und Vergebung überhaupt bedeuten.«

»Ach herrje«, stöhnte ich, »das hört sich wieder nach Arbeit an.«

»Genauso ist es«, bestätigte sie. »Ähnlich wie im vierten Schritt, nur mit dem Unterschied, dass wir jetzt an einem Punkt sind, wo wir uns selbst bereits vergeben haben. Das ist ein wichtiger Aspekt, denn nur so können wir die volle Verantwortung für das übernehmen, was wir in der Vergangenheit getan haben.«

Stillschweigend stimmte ich ihr zu. Ich hinterfragte ihre Aussagen nicht mehr. Das Programm hatte bisher für mich funktioniert und ich wusste einfach, dass ich diesen Weg weitergehen musste, wenn ich vollständig genesen wollte.

»Unsere Inventur ist dabei eine wichtige Grundlage«, fuhr Christiane fort. »Wir gehen sie noch einmal gewissenhaft durch und machen eine Liste aller Menschen, denen wir Schaden zugefügt haben. Oft fallen uns darüber hinaus noch weitere Personen ein, die auf die Liste gehören. Wir schreiben sie alle auf.«

»Oh, das wird bei mir aber eine lange Liste«, sagte ich. Ich war ja wie ein Orkan, der ohne Rücksicht auf Verluste alles verwüstete, was ihm im Weg stand.

Christiane nickte. »Das war sie bei mir auch«, bestätigte sie. »Am Anfang war ich etwas hilflos, weil ich Schwierigkeiten hatte, den Begriff »Schaden« genau zu definieren. Dann gab mir meine Sponsorin einen guten Tipp. Ich sollte von mir selber ausgehen und überlegen, welches Verhalten meiner Mitmenschen mich selbst verletzt hatte. Es ist erstaunlich, wie oft wir solche Verhaltensweisen übernehmen und bei anderen Menschen selbst anwenden.«

Mir fiel spontan der Streit mit meiner besten Freundin kurz vor ihrem tödlichen Unfall ein. Sie hatte über mich gelästert und mich bei einer Lehrerin angeschwärzt. Ich war richtig sauer und tief verletzt, weil ich von ihr bedingungslose Loyalität erwartet hatte. Und dabei war ich keinen Deut besser, was das jüngste Beispiel mit meiner Kollegin Ute zeigte.

»Was mache ich denn mit meiner Freundin Anna oder mit meinem Opa? Ich kann bei ihnen ja nichts mehr wiedergutmachen, sie sind ja leider schon lange tot.«

»Das macht überhaupt nichts«, war Christianes spontane Antwort. »Dieser Schritt verlangt, dass wir eine Liste *aller* Personen und Institutionen machen, denen wir Schaden zugefügt haben. Dazu gehören auch die Personen, die nicht mehr unter uns sind.«

»Was genau meinst du denn mit Institutionen?«, hakte ich nach.

»Naja, du hast in deiner Inventur zum Beispiel Ladendiebstähle erwähnt. Dadurch ist diesen Geschäften ein Schaden entstanden.« Ich blickte verschämt auf den Boden, während sie weitersprach: »Hast du schon mal ein Buch, was du dir in der Bücherei ausgeliehen hattest, nicht wieder zurückgegeben? Oder hast du schon mal deine Reisekostenabrechnung oder die Einkommenssteuererklärung gefälscht? Oder dir Sachen aus dem Katalog bestellt, mit der Absicht, sie, nachdem du sie benutzt hast, wieder zurückzuschicken? Hast du dir schon mal einen Vorteil erschlichen mit einem gefälschten Ausweis?«

»Schon gut, schon gut!«, warf ich ein. Die Gedanken rasten wie eine Achterbahn in meinem Kopf. Es war erschreckend zu sehen, was für einen Schaden ich in meinem Leben bisher angerichtet hatte. Ich hatte aber noch etwas auf dem Herzen.

»Was ist eigentliche mit Tieren?«, wollte ich wissen. Mir war eingefallen, dass ich als Kind mal einen Vogel gefangen hatte, der durch unser Wohnzimmerfenster ins Haus geflogen kam. Zusammen mit anderen Kindern hatten wir uns einen Spaß daraus gemacht, das arme Tier an den Beinen festzubinden und dann wie ein Lasso durch die Luft zu schwingen. Mir kamen die Tränen, als ich daran dachte. Was war ich doch für ein Monster gewesen ...

»Auf die Liste«, war Christianes knappe Antwort, ohne zu werten oder uber das zu urteilen, was sie gerade gehört hatte. Ich war froh darüber, dass sie nicht weiter darauf eingegangen war und atmete erleichtert auf.

»Und wie ist es mit dir selbst?«, fragte sie nach einer kurzen Pause.

»Was soll mit mir sein?«, wollte ich wissen. Noch bevor sie antworten konnte, fiel es mir wie Schuppen von den Augen. Natürlich! Ich hatte vielen Menschen Leid angetan und musste dadurch einiges wiedergutmachen, aber wie sehr ich in den ganzen Jahren auch mir selbst geschadet hatte, war mir gar nicht bewusst gewesen.

Mein eigener Name kam demnach ganz oben auf die Liste. Neben meiner Mutter, meinem Bruder, meinen Großeltern und Anna kam also auch der kleine Vogel mit dazu. Die Liste wurde immer länger und jedes Mal, wenn ich dachte, ich wäre fertig, fiel mir wieder jemand ein, den ich unterdrückt, verleumdet, abgewertet oder im Stich gelassen hatte. Alleine die Liste der Menschen, die ich versucht hatte zu manipulieren, schien kein Ende zu nehmen. Ganz abgesehen von all den Menschen, die ich permanent angelogen und deren Vertrauen ich missbraucht hatte.

Aber nicht jeder Schaden, den ich anderen zugefügt hatte, ging auch zuerst von mir aus. Es war oft eine Reaktion auf eine Kränkung, dir mir im Vorfeld zugefügt wurde. Ich tat mich daher schwer damit, solche Personen auf meine Wiedergutmachungsliste zu setzen, weil ich davon überzeugt war, dass sie es nicht besser verdient hatten. Einmal hatte ich meine ungeliebten Nachbarn beim Jugendamt angeschwärzt, weil sie ihr Kind geschlagen hatten. Allerdings hatten sie mit dem Streit angefangen, indem sie die Polizei riefen, nur weil ich mal ihren Parkplatz blockiert hatte. Ich sah nicht ein, warum ich mich zuerst bei ihnen entschuldigen sollte.

»Meine Liebe«, unterbrach Christiane meine Gedankengänge. »Es ist ganz wichtig zu verstehen, dass wir diesen Schritt nicht machen, um den anderen einen Gefallen zu tun oder damit sie sich besser fühlen. Die Wiedergutmachung, die wir leisten, ist ausschließlich für uns selbst und für unsere Genesung.«

»Das sagst du so einfach«, wandte ich ein. »Ist es denn nicht legitim zu erwarten, dass sich auch der andere bei mir entschuldigt?«

»Nein«, sagte sie entschieden. »Es geht dich nichts an, was die anderen machen. Es steht überhaupt nicht zur Diskussion und es ist nicht deine Angelegenheit. Bleibe auf deiner Seite der Straße«, ermahnte sie mich.

»Mann, das ist so erniedrigend«, protestierte ich zähneknirschend. Ich wollte meinen Nachbarn diese Genugtuung einfach nicht gönnen!

»Wenn du ihnen erst einmal vergeben hast, wird auch dein Groll verschwinden. Vergebung ist die größte Hürde bei diesem Schritt, der nicht umsonst aus zwei Teilen besteht.« Sie schaute mich eindringlich an, bevor sie weitersprach:

»Die Liste zu schreiben und unsere Fehler zu bereuen, ist eine Sache. Aber *bereit* zu sein, alle unsere Fehler den Geschädigten gegenüber auch tatsächlich einzugestehen, ist noch mal eine ganz andere Hausnummer. Du wirst merken, wie deine Bereitschaft zur Wiedergutmachung in dem Maße wächst, in dem du anderen das Unrecht vergibst, welches sie dir zugefügt haben.«

Eigentlich war es mehr als logisch. Wenn ich für die Person, die mich gekränkt hatte, betete, änderte sich meine Einstellung zu ihr automatisch. Ich konnte sie nach und nach wie einen kranken Freund betrachten, der Hilfe benötigte. Menschen, die Unrecht tun, sind spirituell krank. Das hatte ich bereits ein paar Mal erfahren dürfen. Erst nachdem ich selber frei von Groll war, war ich in der Lage, meinen Teil der Wiedergutmachung zu leisten und mich so von allen negativen Gefühlen zu befreien. Wenn ich genesen wollte, musste ich meine Ichbezogenheit loswerden. Daran führte kein Weg vorbei.

Meine Liste wuchs und wuchs und am Ende war sie länger, als ich es mir je hätte vorstellen können. Ich wusste gar nicht, bei wem ich mich zuerst entschuldigen sollte.

»Um es noch mal ganz deutlich zu sagen«, ermahnte Christiane, »es geht hier nicht darum, dass wir uns lediglich für das entschuldigen, was wir den anderen angetan haben. Mit einer Entschuldigung ist es nicht getan. Wie wir es drehen und wenden, wir kommen nicht drum herum, den entstandenen Schaden auch tatsächlich wiedergutzumachen.«

Ja, das war mir klar, aber es machte die Sache nicht wirklich einfacher …

Es war ein langer innerer Prozess mit vielen Höhen und Tiefen, bis ich irgendwann ganz tief in mir fühlte, dass ich so weit war. Ich spürte plötzlich eine unglaubliche Entschlossenheit und die bedingungslose Bereitschaft, bei jedem auf meiner Liste Wiedergutmachung zu leisten. Ich war bereit, alles in meiner Macht Stehende zu tun, um die Verwüstung, die ich hinterlassen hatte, aufzuräumen. Ich war bereit für den neunten Schritt, egal welche persönlichen Konsequenzen das für mich haben würde.

Schritt 8:

»Wir machten eine Liste aller Personen, denen wir Schaden zugefügt hatten, und wurden bereit, ihn bei all diesen Menschen wiedergutzumachen.«

Neunter Schritt – Wiedergutmachung

Wir saßen in Christianes gemütlichem Meditationszimmer, um den nächsten Schritt zu besprechen.

»Durch den Akt der Wiedergutmachung im neunten Schritt spürte ich ganz intensiv, dass meine Charakterfehler von mir genommen wurden. Die Veränderungen in meiner Persönlichkeit haben mich zu einem anderen Menschen werden lassen«, schwärmte Christiane, während sie ihren Tee schlürfte.

Das wollte ich auch! Aber ich hatte keine Ahnung, wie meine Wiedergutmachung in der Praxis aussehen sollte. Wo sollte ich nur anfangen?

»Es gibt verschiedene Möglichkeiten, wie wir unsere Fehler wiedergutmachen können«, sagte sie. »Das wichtigste ist aber erstmal, dass wir sofort damit aufhören, weiteren Schaden anzurichten. Wenn wir also mal wieder das Bedürfnis verspüren, andere zurechtzuweisen oder ihnen unsere Meinung aufzudrücken, beißen wir uns lieber auf die Zunge, als das das wir uns in ihr Leben einmischen.«

Das hatte ich so weit verstanden. Ich verspürte sowieso immer weniger das Bedürfnis, mich in das Leben anderer einzumischen, hatte ich doch genug mit mir selbst zu tun. Unsere Gedanken bestimmen unsere Handlungen, das ist kein Geheimnis. Meine Gedanken haben sich durch die bisherige Schritte-Arbeit Gott sei Dank zum Positiven verändert und haben somit auch meine Handlungen in die entsprechende Richtung gelenkt.

»Ich glaube, dass ich seit dem vierten Schritt keinen nennenswerten Schaden mehr angerichtet habe«, sagte ich nachdenklich. »Mein Verhalten meinen Mitmenschen gegenüber hat sich tatsächlich verändert«, stellte ich verwundert fest. »Es ist irgendwie liebevoller und rücksichtsvoller geworden«.

»Dann hast du also schon längst mit dem Prozess der Wiedergutmachung begonnen«, stellte Christiane erfreut fest. »Es reicht nämlich nicht aus, wenn wir Wiedergutmachung leisten für das, was wir in der Vergangenheit getan haben, wir aber gleichzeitig an unserem künftigen Verhalten diesen Menschen gegenüber nichts ändern. Indem du den Menschen in deinem Umfeld aber als die »neue« Nina begegnest und sie die Veränderungen in deiner Persönlichkeit zu spüren bekommen, bist du für sie die lebendige Wiedergutmachung.«

»Das macht es mir zumindest leichter, die eigentliche Wiedergutmachung bei meiner Mutter zu vollziehen. Die Vorstellung ist nicht mehr so beängstigend für mich, wie sie es am Anfang noch war«, erwiderte ich erleichtert.

Viel mehr Angst hatte ich davor, Wiedergutmachung bei Jan zu leisten. Ich würde am liebsten meine Koffer packen und sang und klanglos aus seinem Leben verschwinden. Aber das wäre unfair und feige. Dennoch war ich mir sicher, dass eine Trennung für uns beide die beste Lösung war. Ich musste mir eingestehen, dass ich diese alte, eingefahrene Beziehung nur noch aus reiner Gewohnheit aufrechterhielt und einfach zu bequem war, meine Komfortzone zu verlassen und Schluss zu machen. Das würde sich jetzt definitiv ändern.

»Wir müssen bei all unserer Euphorie bei der Wiedergutmachung aber darauf achten, dass durch diesen Akt niemand verletzt wird«, unterbrach Christiane meine Gedanken.

Wieder musste ich an Jan denken. Wenn er erfahren würde, wie oft ich ihn im Laufe unserer Beziehung belogen und betrogen hatte, würde ihn das so sehr verletzten, dass jegliche Wiedergutmachungsversuche alles nur noch schlimmer machen würden. Wie sollte ich das bloß alles meistern?

»Wir werden deine Liste gemeinsam durchgehen und für jeden einzelnen Fall gesondert entscheiden, ob und wie eine Wiedergutmachung zu leisten ist und wie diese auszusehen hat. In den meisten Fällen wird sicherlich eine Entschuldigung in einem persönlichen Gespräch Sinn machen. Dabei gehen wir so taktvoll wie möglich vor, jedoch ohne uns dabei selbst zu erniedrigen oder anzuklagen. Das ist nicht nötig, weil wir nicht mehr die Person sind, die wir waren, als wir das getan haben, wofür wir heute Wiedergutmachung leisten.«

Sie hatte recht, ich war nicht mehr derselbe Mensch, wie ich es noch vor einem Jahr war. Ich fing sogar an, mich wertvoll zu fühlen, wahrscheinlich, weil ich angefangen hatte, mich wie ein wertvoller Mensch zu verhalten.

»Dann lass uns mal loslegen«, sagte Christiane und setzte sich so hin, dass sie auf meine Liste schauen konnte.

»Mein Name steht als erstes drauf«, sagte ich etwas beschämt. In meinem Kopf hatte sich die Vorstellung eingebrannt, dass es in diesem Schritt darum geht, Wiedergutmachung an anderen zu leisten und nicht an mir selbst.

»Das ist vollkommen okay«, sagte Christiane. Lass uns überlegen, wie die Wiedergutmachung an dir selbst aussehen könnte.

Während ich darüber nachdachte, wurde mir bewusst, dass ich die größte Wiedergutmachung an mir selbst bereits vollzogen hatte! Ich hatte meine Höhere Macht meine Charakterfehler von mir nehmen lassen und war dadurch in der Lage, mir selbst zu vergeben! War das nicht das Wertvollste, was ich je für mich selbst getan hatte?

»Definitiv«, bestätigte Christiane. »Lass und aber dennoch schauen, was du diesbezüglich auf deiner Liste notiert hast.«

»Ich bin mir gegenüber sehr geizig und kann mir nichts von Herzen gönnen, weil ich der Meinung bin, ich hätte es nicht verdient.«

»Und wie könnte deiner Meinung nach eine entsprechende Wiedergutmachung aussehen?«, fragte Christiane.

Ich zuckte mit den Schultern. »Mir vielleicht mal eine Massage
gönnen oder mich mal bei einem guten Frisör so richtig verwöhnen
lassen?« Irgendwie war ich in dem Punkt nicht wirklich kreativ.

»Was hältst du denn davon, wenn du es dir zu einer regelmäßigen
Angewohnheit machst, dir selber etwas Gutes zu tun? Und zwar kon-
tinuierlich, indem du es als monatlichen Jour fixe ansiehst?«

Ich unterdrückte die kleine Stimme in meinem Kopf, die sofort
damit anfing, mir auszurechnen, wie teuer der Spaß auf Dauer sein
würde, und nickte zustimmend.

»O. k., wann ist der erste Termin?« Christiane ließ nicht locker.

»Ich mache noch in dieser Woche einen Frisörtermin«, versprach
ich. »Nächsten Monat gönne ich mir einen Wellnesstag und den
Monat darauf werde ich mich für ein Seminar anmelden, in dem ich
etwas Neues lernen kann. Vielleicht ein Kochkurs oder so.«

Christiane bestand darauf, dass ich mindestens für ein Jahr im
Voraus aufschrieb, was ich mir jeden Monat Besonderes gönnen
würde, ohne dabei ein schlechtes Gewissen zu haben. Es war ein völlig neues Gefühl von Wertschätzung, welches ich in dieser Tiefe mir
selbst gegenüber noch nie empfunden hatte.

»Wer ist der nächste auf der Liste?«, fragte sie.

Mir wurde ganz schlecht. »Mein Freund«, sagte ich kaum hörbar.
Vor der Wiedergutmachung Jan gegenüber hatte ich regelrecht Angst.
Mir fehlte jegliche Vorstellungskraft dafür, wie ich das anstellen
sollte.

»Dafür sitzen wir ja hier und sprechen darüber«, versuchte Christiane mich zu beruhigen. Ihr war meine Nervosität nicht entgangen.
»Du willst Wiedergutmachung leisten, ohne ihn oder jemand anderen dabei zu verletzten, richtig?«

»Richtig«, erwiderte ich. »Aber ich habe keine Ahnung, wie ich
das anstellen soll.«

»Würde es ihn verletzten, wenn er erfahren würde, dass du ihn
mehrfach betrogen hast?«, fragte sie.

Ich nickte. »Ja, er wäre am Boden zerstört.«

»In dem Fall würde ich vorschlagen, dass du es ihm nicht erzählst, um es nicht noch schlimmer zu machen. Dir tut es aufrichtig leid und du bereust, was du getan hast. Jetzt müssen wir einen Weg finden, wie du es wiedergutmachen kannst, ohne ihm davon zu erzählen. Hast du eine Idee, wie das aussehen könnte?«

»Vielleicht kann ich mich ja ehrenamtlich in einem Altenheim engagieren oder Geld an ein Frauenhaus spenden?«, überlegte ich laut.

»Das wäre eine Möglichkeit«, sagte Christiane. »In Anbetracht dessen, dass es so oft vorgekommen ist, würde ich sogar beides in Erwägung ziehen.«

Ich war bereit, alles in meiner Macht Stehende zu tun, wenn ich dabei nur das Gefühl hatte, es dadurch einigermaßen wiedergutmachen zu können.

Jan hatte natürlich gemerkt, dass ich mich in den letzten Monaten immer mehr von ihm entfernt hatte, und es machte ihn wahnsinnig, dass ich nie darüber reden wollte. Nach all den ganzen gemeinsamen Jahren war ich es ihm einfach schuldig, ihm die Wahrheit über meine Gefühle mitzuteilen. Mein Entschluss stand fest und ich hatte mir bereits eine kleine Wohnung gemietet, in die ich nach der Trennung von Jan einziehen würde. Jetzt ging es darum, einen sauberen Schlussstrich zu ziehen, und zwar so, dass wir uns danach immer noch in die Augen schauen konnten.

Ich hatte mir all die Situationen aufgeschrieben, in denen wir Streit hatten, und – soweit ich mich an die Einzelheiten erinnern konnte – meinen Anteil an dem Konflikt beschrieben. Für diesen wollte ich mich bei ihm entschuldigen, ohne in irgendeiner Weise darauf einzugehen, was mich an seinem Verhalten gestört hatte. Ich hatte beschlossen, dass ich ihm bei unserer Trennung alle Möbel und Wertgegenstände dalassen und nur meine persönlichen Gegenstände mitnehmen würde. Es sollte für mich ein kompletter Neuanfang werden. Ich wollte ihm gegenüber auch ehrlich sein, was meine Bulimie betraf. Die Tatsache, dass ich meine Krankheit während unserer ganzen Beziehung vor ihm verheimlicht hatte, würde ihn sicherlich verletzen, aber dieser Schritt war notwendig, damit er bestimmte Verhaltensweisen von mir verstehen konnte.

Erstaunlicherweise fiel es mir immer noch schwer, ausschließlich vor meiner eigenen Türe zu kehren, und ich ertappte mich immer wieder dabei, dass ich Konfliktpunkte fand, an denen meiner Meinung nach Jan die Hauptschuld trug. Aber das war ja seine Angelegenheit und es ging mich nichts an. Das musste ich mir immer und immer wieder vor Augen führen.

Ich sprach noch lange mit Christiane über meine Bedenken und Ängste, was die Wiedergutmachung Jan gegenüber betraf. Dabei wurde mir klar, dass dieser Schritt noch viel Zeit in Anspruch nehmen würde und dass ich für die einzelnen Wiedergutmachungen viel Geduld aufbringen musste.

In dem Gespräch mit Christiane stellte ich auch fest, dass eine sofortige Wiedergutmachung nicht für jeden meiner Fehler Sinn machen würde. Christiane war der Meinung, dass ich meine ehemalige Kollegin, mit deren Freund ich vor vielen Jahren eine Affäre hatte, lieber nicht darauf ansprechen sollte. Das würde nur alte Wunden aufreißen und ich würde ihr damit letztendlich nur noch mehr wehtun. Nein, das wollte ich wirklich nicht und ich hatte auch kein Recht dazu, sie erneut zu verletzen, nur um dadurch mein Gewissen zu erleichtern. Sie würde auf meiner Liste bleiben und vielleicht ergibt es sich eines Tages, dass ich ihr gegenüber Wiedergutmachung leisten kann, aber zu diesem Zeitpunkt war es definitiv noch zu früh. Ich hatte einen ersten zaghaften Versuch unternommen, sie über ein soziales Netzwerk zu kontaktieren. Diese Anfrage hatte sie zwar angenommen, war mir gegenüber dennoch sehr distanziert und verschlossen. Sowohl meine Sponsorin als auch mein gesunder Menschenverstand sagten mir, dass ich durch einen Wiedergutmachungsversuch in diesem Fall mehr Schaden anrichten würde, als ich damit Gutes bezwecken könnte.

Bei meiner Mutter hingegen konnte ich sofort aktiv werden. Ich musste damit aufhören, sie für mein Leid verantwortlich zu machen.

Es war an der Zeit, die Verantwortung für mein Leben selbst zu übernehmen. So lange ich mich an dem alten Schmerz klammerte und in ihm gefangen war, hatte ich keine Chance, frei zu sein und wahre Erfüllung in meinem Leben zu erfahren. Ich habe viel für sie gebetet, bis ich eines Tages frei von Groll war und Frieden mit der Vergangenheit schließen konnte. Nun nahm ich mir vor, sie am Wochenende zu besuchen und mir einen ganzen Tag Zeit für sie zu nehmen, um all die Kränkungen, die ich ihr zugefügt hatte, zu besprechen und Wiedergutmachung zu leisten. Ich würde auch ihr gegenüber zum ersten Mal in meinem Leben ehrlich sein und die Verantwortung für meinen Teil unserer Konflikte übernehmen.

Zu meinem Bruder hatte ich kaum Kontakt. Er lebte mit seiner Familie in den USA und wir telefonierten – wenn überhaupt – ein- oder zweimal im Jahr, meistens nur an Geburtstagen. Hier schlug Christiane vor, als ersten Schritt einen Brief zu schreiben, in dem ich alles, was ich ihm angetan hatte, zusammenfasste und meine tiefe Reue zum Ausdruck brachte. Als Wiedergutmachung für das zertrümmerte Sparschwein wollte ich ihm einen Gutschein für Disneyworld dazulegen, damit er sich mit seiner Familie einen schönen Tag machen konnte. Und ich hatte mir vorgenommen, ihn bei nächster Gelegenheit zu besuchen. Schließlich war ich bereits seit drei Jahren Tante und hatte meine kleine Nichte noch gar nicht gesehen …

»Was mache ich mit meinem Opa und mit Anna?«, wollte ich wissen. »Sie sind ja leider schon lange tot.«

»Du könntest dir Zeit nehmen und ihnen einen Brief schreiben. Eine direkte Wiedergutmachung ist nicht mehr möglich, aber alleine die Tatsache, dass du die Konflikte aufschreibst und dich für deinen Teil entschuldigst, wird eine Veränderung in dir bewirken. Um dem Nachdruck zu verleihen, kannst du die Briefe symbolisch verbrennen oder aber du fährst zum Grab und liest der entsprechenden Person den Brief vor. So habe ich es auch bei meinem Vater gemacht. Es war ein sehr emotionaler und tiefgründiger Akt, weil ich spürte, dass meine Botschaft bei ihm angekommen war. Ich fühlte in dem Moment eine ganz besondere Nähe und Verbundenheit zu ihm und ich wusste, dass er mir verziehen hatte«, sagte Christiane, während sich ihre Augen mit Tränen füllten.

Wir schwiegen beide eine Weile, bevor wir weitersprachen.

»Hast du eine Idee, wie ich die Misshandlung an dem Vogel wiedergutmachen kann?«, fragte ich etwas ratlos.

»Da gibt es viele Möglichkeiten«, erwiderte sie. »Am schönsten finde ich die Vorstellung, einem Tier aus dem Tierheim ein liebevolles Zuhause zu geben oder vielleicht ein kleines Vogelhäuschen im Garten aufzustellen.«

»Oder vielleicht beides«, erwiderte ich mit einem Lächeln. Je mehr ich darüber nachdachte, desto mehr Ideen fielen mir ein und ich freute mich schon richtig darauf, für den Tierschutz aktiv zu werden.

Mit meinem ersten Freund war ich mir unsicher. Ich traf ihn hin und wieder mal in der Stadt, aber er war mir gegenüber immer noch sehr distanziert. Auch wenn er – im Gegensatz zu Jan – wusste, dass ich ihn betrogen hatte, fühlte es sich nicht richtig an, die alten Wunden wieder aufzureißen.

»Du könntest ihm etwas Gutes tun, ohne dass er mitbekommt, dass es von dir kommt.«

Ich überlegte ... Es gab einige Dinge, die in Frage kamen. Am besten aber gefiel mir die Idee, ihm zwei Musical-Gutscheine zukommen zu lassen. Ich wusste, dass er sich darüber sehr freuen würde. So konnte er sich mit seiner Frau ein schönes Wochenende in Hamburg machen, was ich ihm wirklich von Herzen gönnte. Ja, das fühlte sich total schön an, auch wenn (oder gerade weil?) er nie erfahren würde, von wem die Gutscheine kamen.

Und so gingen wir Punkt für Punkt durch. Wir erstellten einen Aktionsplan und definierten genau, wann und in welcher Form ich meine Wiedergutmachungen leisten würde. Erst da wurde mir so richtig bewusst, wie viel Arbeit in den nächsten Monaten auf mich zukommen würde ...

◆◆◆◆◆◆◆

Das Gespräch mit Jan suchte ich noch am selben Abend. Zu meinem Erstaunen verlief es gar nicht so schlimm wie erwartet. Im Gegenteil! Es war sehr sachlich und verständnisvoll. Anscheinend hatte Jan schon damit gerechnet und er gab ehrlich zu, dass auch er in letzter Zeit öfter an Trennung gedacht hatte. Natürlich war er sehr erstaunt und reagierte mit Unverständnis, als er von meinem Doppelleben erfuhr. Er konnte es einfach nicht glauben, dass ich meine Bulimie all die Jahre vor ihm versteckt und dass er von alldem nichts gemerkt hatte. Ich konnte nur immer wieder betonen, dass es mir leidtat, und versuchte, ihm meine Beweggründe zu erklären. Die Angst davor, erwischt zu werden. Meine Scham. Meine Gier. Meine Machtlosigkeit.

Natürlich flossen auch viele Tränen, es hatten sich auf beiden Seiten einfach zu viele Emotionen aufgestaut. Ich entschuldigte mich für meine Lügen und für die vielen verletzenden Worte, die ich im Streit zu ihm gesagt hatte. Es tat mir so furchtbar leid, dass ich sein Vertrauen missbraucht und ihn immer wieder betrogen hatte, aber ich behielt es für mich, weil mir klar war, dass ich kein Recht dazu hatte, ihn jetzt noch mehr zu verletzen, nur damit es mir besser ging.

Bei Jan hatte als Wiedergutmachung schon gereicht, dass ich meine Lügen zugegeben und die Dinge richtiggestellt hatte. Er bestand darauf, dass wir unsere Sachen gerecht aufteilten, was mir in dem Moment ein noch schlechteres Gewissen machte. Auf den bereits gebuchten gemeinsamen Urlaub verzichtete ich und stellte ihm frei, stattdessen jemand anderes mitzunehmen. Wenigstens das konnte ich durchsetzen.

Alles in allem verlief meine erste Wiedergutmachung besser als erwartet und ich war schon sehr gespannt auf das Wochenende, an dem ich meine Mutter besuchen würde.

Sie war über meinen Besuch etwas verwundert, weil ich normalerweise nur vorbeikam, wenn es einen besonderen Anlass gab. Für mich war es das ja auch. Ich wollte mit ihr über all das sprechen, was ich ihr angetan hatte, und erklären, was mich dazu getrieben hatte. Und ich betete zu meiner Höheren Macht, dass ich es konnte, ohne einen unterschwelligen Vorwurf mit einzubauen. Es gab viele Situationen, in denen sie mich sehr verletzt hatte, aber das war definitiv ihre Angelegenheit. Ich für meinen Teil hatte ihr verziehen und war bereit, Wiedergutmachung zu leisten. Daher redete ich auch nicht lange drum herum, sondern kam sehr schnell auf den Punkt.

Ich entschuldigte mich dafür, dass ich ihr das Leben schwer gemacht hatte, weil ich eifersüchtig auf meinen Bruder war. Es tat mir leid, dass ich sie angeschrien und beleidigt hatte, weil sie nicht zu meiner Abiturfeier gekommen war. Mein verletzter Stolz und meine Selbstbezogenheit hatten mich dazu getrieben. Ich gab auch zu, dass ich Geld von ihr geklaut hatte und dass ich bereit war, alles wieder zurückzuzahlen.

So zählte ich alle Situationen auf, in denen ich mich ihr gegenüber falsch verhalten hatte. An viele davon konnte sie sich gar nicht mehr erinnern, bei anderen nickte sie wiederum zustimmend. Sie erwähnte in dem Gesprächsverlauf auch Situationen, in denen ich sie verletzte hatte, die ich aber wiederum total vergessen hatte. Da war es angesagt, spontan angemessen zu reagieren. Mein erster Impuls war natürlich Vergärung darüber, dass sie – anstatt sich zu freuen – nach weiteren Konfliktpunkten aus der Vergangenheit suchte. Aber es war nicht meine Aufgabe, über sie zu urteilen, und so konzentrierte ich mich weiterhin ausschließlich auf meine Seite.

Ich muss zugeben, dass das Gespräch mit meiner Mutter sehr anstrengend für mich war. Vielleicht hatte ich insgeheim gehofft, dass sie sagen würde, es sei alles nicht so schlimm gewesen, und wurde enttäuscht, dass es eben nicht so war. Ich machte auch zum ersten Mal den Versuch, mit ihr darüber zu reden, was unser Nachbar mir angetan hatte, als ich ein kleines Mädchen war. Doch leider glaubte sie mir nicht. Sie wollte auch nicht darüber sprechen. In ihren Augen hatte ich mir das alles nur eingebildet, um Aufmerksamkeit zu erlangen. So schmerzhaft ihre Reaktion für mich auch war – wirklich überrascht hatte sie mich nicht. Es überstieg einfach ihren geistigen Horizont und damit musste ich mich abfinden. Sie war geistig und spirituell krank und das einzige, was ich tun konnte, war, für sie zu beten. Die Details über meine Krankheit ersparte ich ihr, weil mir klar war, dass sie auch das nicht verstehen würde.

Trotz allem war es für mich unterm Strich sehr befreiend, meine Schuld einzugestehen. Ich wusste ja, dass meine Mutter kein Mensch war, der seine Liebe offen zeigen konnte, aber ich konnte es mittlerweile – dank des Programms. Bevor ich mich von ihr verabschiedete, sagte ich zum ersten Mal in meinem Leben, dass ich sie liebte, und zum ersten Mal spürte ich auch etwas Liebevolles in ihrer Umarmung.

Der Brief an meinen Bruder wühlte mich emotional am meisten auf. Vielleicht, weil er mir nie etwas getan hatte und ich dagegen, getrieben von Hass und Eifersucht, immer sehr böse zu ihm war. Weil ich mich selbst vernachlässigt fühlte, konnte ich es nicht ertragen, dass er all das bekam, wonach ich mich heimlich sehnte. Ich kann nicht beschreiben, wie sehr mir das leidtat und wie sehr ich mich dafür schämte. Es fiel mir unheimlich schwer, die richtigen Worte zu finden. Immer wieder fing ich an zu schreiben, war aber meist schon nach den ersten Sätzen nicht mehr zufrieden mit dem, was ich geschrieben hatte, zerknüllte das Blatt, warf es weg und fing wieder von vorne an. Als der Brief endlich fertig war, war der Boden um mich herum voll mit zerknüllten Blättern und gebrauchten Taschentüchern. Ich schaute mir sein Foto an und streichelte mit einem Finger liebevoll drüber. Mein kleiner Bruder, den ich die meiste Zeit meines Lebens grundlos gehasst hatte … Wie hübsch er doch war. Ich hoffte von ganzem Herzen, dass es ihm gut ging und dass er glücklich war mit seiner kleinen Familie. Drei Wochen später bekam ich Post aus den USA. Das Herz pochte mir bis zu Hals, als ich mit zittrigen Fingern den Umschlag öffnete. Ich holte einen Brief und ein Foto heraus, von dem mich ein kleines Mädchen mit ihren großen braunen Augen anstrahlte. Sie erinnerte mich irgendwie an mich selbst. Ich setzte mich hin, atmete tief durch und las den Brief:

Liebe Tante Nina,

ich bin noch zu klein, um selber zu schreiben, deswegen habe ich meinen Papa gebeten, den Brief für mich zu schreiben. Er hat sich sehr über Deinen Brief gefreut und hat ganz viel geweint, als er ihn gelesen hat. Ich musste auch weinen, weil ich dachte, dass er jetzt ganz traurig ist. Meine Mama hat dann auch mitgeweint. Aber niemand war wirklich traurig! Papa war einfach glücklich, weil er mit Deinem lieben Brief nicht gerechnet hatte. Er hat mir viel von Dir erzählt und gesagt, dass ich genauso frech bin wie Du. Und genauso hübsch. Hihi :-)
Wir freuen uns sehr, dass Du uns besuchen wirst. Ich kann es kaum erwarten, Dir mein Zimmer zu zeigen und mit Dir zu spielen! Bitte komm ganz bald!

Deine Nichte Nele

PS: Alles ist gut. Ich hab' Dich lieb. Dein Fabian

Ich spürte einen Kloß im Hals und wusste gar nicht, wohin mit meinen Gefühlen. Mein Bruder hatte mir verziehen! Und nicht nur das. Ich spürte seine Liebe in jedem einzelnen Wort und genoss dieses unbeschreiblich schöne Gefühl, indem ich den Brief immer und immer wieder las. Es war einer der schönsten Momente in meinem

Leben und ich freute mich von ganzem Herzen auf unser Wiedersehen.

Die anderen Wiedergutmachungen fielen mir wesentlich leichter, weil ich dort emotional nicht so eingebunden war.

In dem Supermarkt, in dem ich als Teenager geklaut hatte, habe ich mich persönlich beim Filialleiter entschuldigt. Dieser war sogar ein wenig amüsiert über meine späte Reue, nahm aber meine Spende für die Kaffeekasse gerne an.

Sogar bei meinem Chef konnte ich ehrlich zugeben, dass ich die Spesenabrechnung zu meinen Gunsten gefälscht hatte, und war bereit, mit allen Konsequenzen, bis hin zu einer Kündigung, zu leben. Natürlich war mein Chef nicht begeistert und das Vertrauen war erstmal dahin. Ich bekam eine schriftliche Abmahnung, durfte aber meinen Job behalten.

So leistete ich nach und nach Wiedergutmachung und fühlte mich mit jedem Mal immer besser. Die meisten Bedenken, die ich im Vorfeld hatte, waren tatsächlich unbegründet. Die Rückmeldungen, die ich erhielt, waren fast alle positiv. Ich erhielt bei fast jedem Wiedergutmachungsversuch eine positive Reaktion. Manche konnten sich nicht einmal daran erinnern, dass ich ihnen Schaden zugefügt hatte, andere lächelten und winkten bei meiner Entschuldigung ab, weil aus ihrer Sicht die Situation gar nicht so dramatisch war, wie ich sie empfunden hatte.

Es gab natürlich auch Fälle, bei denen ich mit meinem Wiedergutmachungsversuch auf Granit biss. Manche wollten meine Entschuldigung einfach nicht annehmen, weil ihre Verletzung und ihr Groll mir gegenüber noch zu groß waren. Das hätte mich noch vor einigen Monaten total verbittert, nun war ich aber so weit, das anzunehmen. Ich konnte akzeptieren, dass mir nicht jeder meine Fehler vergeben würde, und das musste auch nicht sein. Es war meine Bereitschaft zur Wiedergutmachung, die zählte, damit ich meinen Genesungsweg gehen konnte. Jeder, der dennoch Groll gegen mich hegte, hatte das Recht, dies zu tun. Da ich mir aber nur meine Seite der Straße anschaute, hatte ich diesbezüglich keinerlei Erwartungen und wurde dementsprechend auch nicht enttäuscht. Es war deren Groll, nicht meiner.

Rückblickend gesehen hatte dieser Schritt etwas Magisches an sich. Er hat mich von den Fesseln meiner Vergangenheit befreit und mir somit ein neues, zufriedenes Leben geschenkt. Die Beziehung zu meinen Mitmenschen wurde auf ein völlig neues Niveau gehoben und war nun geprägt von gegenseitiger Liebe, Toleranz und Verständnis.

Ich war nun tatsächlich an einem Punkt, an dem ich sagen konnte, dass ich körperliche, geistige und spirituelle Gesundheit erfahren hatte. Die nächste Herausforderung bestand nun darin, diese neue Lebensform beizubehalten und nicht wieder in alte Verhaltensmuster zurückzufallen. Aber auch dafür hatte dieses fantastische Programm eine Lösung, wie ich in den nächsten Schritten erfahren durfte.

Schritt 9:

»Wir machten bei diesen Menschen alles wieder gut, wo immer es möglich war, es sei denn, wir hätten dadurch sie oder andere verletzt.«

Zehnter Schritt – und täglich grüßt das Murmeltier

Die Inventur im vierten Schritt half mir, mich selber besser zu verstehen. Ohne sie hätte ich es niemals geschafft, abstinent zu bleiben und das Verhalten meinen Mitmenschen und mir selbst gegenüber zu ändern.

Mir ging es gerade richtig gut und dabei wollte ich gerne bleiben. Am liebsten hätte ich diesen Zustand für immer festgehalten, aber das funktionierte leider nicht. Bei uns Menschen gibt es keinen Stillstand. Das Leben ist eine fortwährende Veränderung und wir müssen mit dem Leben mitschwingen. Dabei entwickeln wir uns immer weiter, egal in welche Richtung. Mir war klar, dass es für mich nur eine Richtung gab, und zwar die nach vorne. Den Luxus, einen Schritt zurückzugehen, konnte ich mir einfach nicht leisten. Ich konnte mich nicht zurücklehnen, mich auf meinen Lorbeeren ausruhen und erwarten, dass alles so bleiben würde, wie es war. Damit würde ich wieder in meine alten Denkmuster zurückfallen, was für mich und meine Genesung katastrophale Auswirkungen haben würde.

Christiane verdeutlichte das mit einem wundervollen Beispiel: »Wenn ich auf einer Rolltreppe stehe, die gerade nach unten fährt, gibt es für mich nur eine Möglichkeit nach oben, und damit in meiner Entwicklung weiterzukommen: Ich muss etwas tun! Ich muss mich sogar richtig abstrampeln und gegen die Fahrtrichtung arbeiten. Wenn ich einfach stehen bleibe, dann fährt die Rolltreppe mit mir darauf runter. Und so ist es auch mit unserem Programm. Wenn wir stehen bleiben, gehen wir automatisch zurück.«

Das 12-Schritte-Programm war Arbeit, das konnte ich mittlerweile aus eigener Erfahrung sagen. Vor allem der vierte Schritt.

»Der zehnte Schritt verlangt von uns, dass wir unsere Inventur ständig fortsetzen und sofort zugeben, wenn wir Unrecht haben«, lernte ich weiter von Christiane. »Es heißt bewusst ›wenn wir Unrecht haben‹ und nicht ›falls wir Unrecht haben sollten‹. Es ist vorprogrammiert, dass wir als Menschen Fehler machen oder Unrecht haben werden. Alte Charakterfehler können wieder zum Vorschein kommen. Aber das ist alles nicht so schlimm, wenn wir entsprechend darauf reagieren.«

»Das heißt, ich muss wachsam bleiben und sobald mir auffällt, dass ich jemandem Unrecht angetan habe, muss ich mich entschuldigen?«, wollte ich noch mal bestätigt wissen.

»Unter anderem, ja. Wenn eine Sofortinventur möglich ist und wir unseren Fehler direkt erkennen, leisten wir auch sofort Wiedergutmachung. Meistens erfordert dieser Schritt aber mehr als das«, erwiderte Christiane und ich schaute sie verwundert an.

»Was denn noch?«, wollte ich wissen.

»Der zehnte Schritt ist eigentlich nichts anderes als die Wiederholung der Schritte vier bis neun, nur mit dem Unterschied, dass wir jetzt unsere erreichte Genesung erhalten wollen.« Sie machte eine kurze Pause, bevor sie fortfuhr: »Ja, wir müssen wachsam bleiben und sobald wir merken, dass bestimmte Charakterfehler wiederauftauchen, bitten wir unsere Höhere Macht darum, sie von uns zu nehmen. Wir suchen uns jemanden aus dem Programm, mit dem wir darüber sprechen können, und wenn wir jemandem geschadet haben, leisten wir so schnell wie möglich Wiedergutmachung.«

»Der Begriff ›Inventur‹ umfasst also nicht nur den vierten Schritt, sondern die Schritte vier bis neun?«, hakte ich noch mal nach. »Und ›Inventur fortsetzen‹ bedeutet, dass ich die Schritte vier bis neun immer wieder wiederhole?«

»Korrekt«, sagte Christiane, »und das am besten täglich.«

Ich rümpfte die Nase. »Täglich?«

»Schau, wenn wir im Programm arbeiten, dann machen wir ständig Fortschritte.«

Ja, das hatte ich bereits selber festgestellt. Jetzt, wo ich meine Charakterfehler kannte und das Programm lebte, reagierte ich in vielen Situationen anders als früher, was mir das Zusammenleben mit meinen Mitmenschen enorm erleichterte.

»Das Wichtigste ist jetzt, dass wir dranbleiben und weiter an uns arbeiten«, fuhr sie fort. »Wir müssen uns täglich fragen, wo wir gerade stehen. Für was sind wir dankbar? Gleichzeitig sollten wir aber auch schauen, in welcher Situation wir uns gewünscht hätten, es besser gemacht zu haben. Unsere Charakterfehler sind unsere größten Feinde und können uns jederzeit wieder zu unserem wahnsinnigen Verhalten dem Essen gegenüber zurückbringen. Auch wenn sie für den Moment von uns genommen wurden, dürfen wir uns niemals in Sicherheit wiegen und glauben, dass sie nicht mehr zurückkehren könnten. Das können sie sehr wohl, manchmal sogar getarnt in einem neuen Gewand. Manchmal kommen auch völlig neue, bisher nicht gekannte Charakterfehler zum Vorschein. Jeder abstinente Tag sollte uns daher die Wichtigkeit der täglichen persönlichen Inventur deutlich machen.«

Ob es mir nun passte oder nicht – die Arbeit im Programm würde für mich nie beendet sein, solange ich abstinent bleiben wollte. Aber war das wirklich so schlimm? Bin ich durch die Schritte-Arbeit nicht ein besserer Mensch geworden? Ein Mensch, der seinen inneren Frieden gefunden hat, der Freude verbreitet und mit dem man gerne Zeit verbringt?

»Wiederholung ist die einzige Form von Beständigkeit«, hatte mal eine Freundin aus dem Programm zu mir gesagt. Übertragen auf den zehnten Schritt musste ich also Ausdauer beweisen und täglich die Handlungen wiederholen, die mir geholfen hatten, abstinent zu werden. Ich hatte ja bereits bewiesen, dass ich Ausdauer besaß, indem ich die ganzen Jahre hartnäckig an meiner Essstörung festhielt. Jetzt konnte ich diese Ausdauer für die Arbeit in dem zehnten Schritt nutzen.

Ich durfte nur nicht den Fehler machen zu vergessen, wo ich herkam. Wenn ich anfing, überheblich zu werden und meine Gesundheit als selbstverständlich anzusehen, würde ich wieder kotzend über der Kloschüssel enden, das war mir klar. Meine Krankheit war zum Stillstand gekommen, ja. Aber ich war nicht geheilt und würde es auch nie sein. Ich war näher an dem nächsten Suchtbissen, als mir bewusst war, und daher wäre der Versuch, meine Fehler zu verteidigen oder gar zu verheimlichen, verheerend für mich. Um sie rechtzeitig erkennen zu können, musste ich bereit sein, mein Verhalten täglich aufs Neue zu überprüfen.

»Der zehnte Schritt ist für mich eine Ermutigung, dranzubleiben«, fuhr Christiane fort. »Er holt mich nach dem Höhenflug der bisherigen Schritte-Arbeit wieder auf den Boden der Tatsachen zurück. Es kann nämlich immer wieder passieren, dass ich einen Fehler, den ich schon mal gemacht habe, wieder begehe oder aus dem Gleichgewicht gerate. Das ist überhaupt nicht schlimm, solange ich mir dessen bewusst werde, genau hinschaue und prüfe, warum das passiert ist. Und dann muss sich sofort handeln, um meine Abstinenz zu schützen.«

»Ich glaube, das ist mir schon richtig ins Blut übergegangen«, sagte ich. Nicht nur, dass ich jetzt in der Lage war, meine Charakterfehler zu erkennen, ich hatte darüber hinaus auch die Wahl, mein Verhalten entsprechend zu steuern, wenn ich merkte, dass sie wiederauftauchten. Ich erzählte ihr spontan von einer Situation im Büro, die das verdeutlichte: »Ich wollte heute auf der Arbeit mein Telefon auf eine Kollegin umleiten, mit der Begründung, dass ich zu viel zu tun hätte und dafür Ruhe bräuchte. Aber in Wahrheit wollte ich für einen Kunden einfach nicht erreichbar sein, weil ich noch nicht dazu gekommen war, sein Anliegen zu bearbeiten. Ich hatte einfach nur Angst vor der Konfrontation. Als ich den Mund öffnete, um meiner Kollegin das mitzuteilen, passierte etwas völlig Verrücktes! Es war, als wäre das Bild für einen Moment eingefroren, und ich spürte plötzlich ganz intensiv, dass ich die Wahl hatte, ob ich jetzt wirklich lügen wollte oder nicht. Dieser Moment des Nachdenkens veranlasste mich dazu, instinktiv anders zu reagieren als ursprünglich geplant. Stattdessen fragte ich meine Kollegin, ob sie auch einen frischen Kaffee mochte.«

Christiane musste schmunzeln. »Das ist natürlich ein Musterbeispiel dafür, wie es funktionieren kann«, sagte sie. »Aber selbst wenn du gelogen hättest und dir erst später klar geworden wäre, dass es ein Fehler war, wäre sie bei einer ehrlichen Entschuldigung und Erklärung deinerseits sicher nicht lange böse gewesen.«

»Ich hätte ihr zusätzlich angeboten, als Wiedergutmachung einen Tag lang Telefondienst für sie zu machen«, lachte ich.

Wenn ich einen Fehler ehrlich zugab, ohne mich dabei zu rechtfertigen oder es zu dramatisieren, reagierten die Menschen ganz anders, als ich es erwartet und befürchtet hatte. So verlor ich nach und nach die Angst davor, bestraft oder erniedrigt zu werden, was es mir immer leichter machte, meine Fehler umgehend zuzugeben.

Ich war krank und das Programm war meine tägliche Medizin. Wenn ich es so sah, fiel es mir leichter, meinen inneren Schweinehund (der sich trotz allem immer noch regelmäßig bemerkbar machte) zu überwinden und dran zu bleiben. Ich brauchte diese Seelenhygiene für meine Genesung. So ist es mir zur lieben Gewohnheit geworden, abends vor dem Schlafengehen den vergangenen Tag wie einen Film vor meinem geistigen Auge ablaufen zu lassen und zu schauen, ob ich irgendwo aus dem Gleichgewicht geraten bin und wenn ja, was mir in dem Moment gefehlt hat. Der Begriff »Charakterfehler« beinhaltet ja bereits das Wort »Fehler«, was ich für mich so interpretierte, dass es mir an etwas fehlte, wenn sich ein Charakterfehler wieder bemerkbar machte. Und wenn ich einen Mangel empfand, konnte ich keine Zufriedenheit oder gar Glück empfinden.

An diesem Punkt ist mir auch klar geworden, wie verzweifelt ich früher immer auf der Suche nach Glück war. Ich wollte es spüren, koste es, was es wolle. Natürlich waren diese Bemühungen vergeblich. Erst durch die Arbeit im Programm habe ich gemerkt, dass ich Glück nicht finden kann. Glück ist ein Nebenprodukt, welches entsteht, wenn ich das Richtige tue. Wenn meine Motivation ist, so zu handeln, dass *ich* immer das meiste aus dem Leben bekomme und dass dabei immer *meine* Genugtuung im Vordergrund steht, sind Enttäuschungen vorprogrammiert. Wenn ich dagegen aber selbstlos und hilfsbereit bin, auch wenn es sich dabei nur um Kleinigkeiten handelt, dann merke ich sehr schnell, dass sich etwas im Gesamtbild bewegt, welches mich letztendlich glücklich werden lässt.

Christiane hatte dazu ein wirkungsvolles Erfolgsrezept, welches sich in einem Satz zusammenfassen ließ:

»Mache Hausputz, vertraue auf deine Höhere Macht und hilf anderen.«

Der nächste Schritt baute darauf auf.

Schritt 10:
»Wir setzten die Inventur bei uns fort
und wenn wir Unrecht hatten,
gaben wir es sofort zu.«

Elfter Schritt – es wird intensiver: Vertrauen pur

Mein Leben als glücklicher Single sollte nicht lange währen.

Ehe ich mich versah, verliebte ich mich Hals über Kopf in Paul, einen großen, gut aussehenden Offizier der Bundeswehr. Unsere erste Begegnung hatte etwas Schicksalhaftes. Er war der Bruder eines Arbeitskollegen und als sie sich eines Tages zum Abendessen verabredet hatten, lief beziehungsweise fiel ich schnurstracks in Pauls Arme, während er vor dem Büro auf seinen Bruder wartete. Voller Elan rannte ich die Treppe herunter, um noch etwas von dem schönen Wetter nach Feierabend genießen zu können. Dabei übersah ich eine Stufe, stolperte etwas unglücklich und war dabei, einen nicht gerade eleganten Sturz hinzulegen. Zum Glück fingen mich zwei starke Hände im letzten Moment auf. Ich entschuldigte mich etwas verlegen für meinen stürmischen Auftritt und wollte mich gerade bei meinem Retter bedanken, als sich unsere Blicke trafen. Ich schaute in seine tiefblauen Augen und hatte dabei das Gefühl, ganz tief in seine Seele schauen zu können. Peng! Da war es schon um mich geschehen! Als er dann auch noch mit einer unglaublich tiefen, gleichzeitig aber auch sanften Stimme fragte, ob alles in Ordnung sei, spürte ich Schmetterlinge im Bauch und war nervös wie ein Teenager vor dem ersten Date.

»A… alles o. k., vielen Dank«, stotterte ich verlegen. »Und bei dir?«

Er lächelte spitzbübisch, als er sagte: »Es kann sein, dass ich ein paar Kratzer abbekommen habe. Ich werde mir deine Nummer notieren, für den Fall, dass ich Schadenersatz geltend machen muss.«

Er holte sein Smartphone heraus und schaute mich erwartungsvoll an. Ich konnte mir ein Lächeln nicht verkneifen und gab ihm bereitwillig meine Nummer. Noch während er sie eintippte, kam mein Arbeitskollege dazu und zerstörte damit die Magie des Augenblicks. Die beiden Brüder umarmten sich herzlich und als mein Kollege fragte, wie es Sandra ging, wurde mir plötzlich speiübel. Wie konnte ich nur glauben, dass so ein Mann Single sei? Vielleicht hatte er sogar eine Familie mit Kindern und ich Volldepp ließ es zu, dass meine Gefühle Purzelbäume schlugen. Hatte ich denn aus der Vergangenheit nichts gelernt?

Später erfuhr ich dann, dass er tatsächlich seit ein paar Jahren eine Freundin hatte, jedoch gerade dabei war, sich von ihr zu trennen. Es gab also einen kleinen Lichtblick am Horizont.

So groß mein Verlangen danach auch war – ich wollte mich auf nichts einlassen, solange er nicht eine saubere Trennung vollzogen hatte. Früher hätte ich keinerlei Skrupel gehabt und hätte ihn, selbst wenn er verheiratet gewesen wäre, mit zu mir nach Hause genommen. Aber das war mein altes Ich. Wenn ich jetzt in mich hineinhörte, wusste ich, dass meine Höhere Macht es nicht wollen würde, dass ich mich in die Beziehung einmischte. Ich konnte den Willen meiner Höheren Macht für mich erkennen, indem ich im Gebet tief in mich hineinspürte.

Instinktiv lebte ich dadurch bereits den elften Schritt, in dem es darum ging, die bewusste Verbindung zu meiner Höheren Macht zu vertiefen. Ich nahm mir regelmäßig Zeit für sie, so wie ich es für einen guten Freund auch tun würde. Ich brauchte einfach diese gemeinsame Zeit, sie war wie eine Energiequelle für mich, aus der ich täglich neue Kraft schöpfte. Ich begann jeden Tag damit, dass ich mir eine halbe Stunde Zeit für Gebet und Meditation nahm, und ich beendete jeden Tag damit, indem ich voller Dankbarkeit auf das Geschehene zurückblickte und den zehnten Schritt in Stille und Besinnung vollzog.

Ich hatte kein festes Gebet einstudiert, welches ich immer wiederholte. Jedes Gespräch mit meiner Höheren Macht war einzigartig.

Ich sprach immer das aus, was mich in dem Moment beschäftigte, so wie ich es auch in einem Gespräch mit einem engen Freund tun würde. Dabei konnte ich gnadenlos ehrlich sein, ohne Angst haben zu müssen, vielleicht etwas Falsches zu sagen. Es ging darum, ihren Willen für mich zu erkennen und um die Bereitschaft zu bitten, danach handeln zu können.

Am Anfang hatte ich mir sehr viel Gedanken darüber gemacht, wie ich am besten meditieren sollte. Ich wollte es wie immer perfekt machen, bis mir Christiane eines Tages sagte, dass es nur eine Art gibt, falsch zu meditieren, nämlich gar nicht zu meditieren. Ohne die Entspannung in der Meditation wäre zudem die Gefahr sehr groß, dass ich wieder die beruhigende Wirkung des Essens suchen würde. Und wohin das führte, hatte ich ja mein halbes Leben lang schmerzvoll erfahren dürfen. Nein, dorthin wollte ich auf keinen Fall zurück, das war für mich klar.

Mir war bewusst, dass ich nicht geheilt war, sondern lediglich Abstinenz auf Bewährung hatte. Nur wenn ich täglich mein spirituelles Leben aufrechterhielt, würde sich meine Bewährungsfrist verlängern.

Ich wusste auch, dass ich mich mit meinem Eigenwillen ins Unglück stürzen würde, daher war es für mich essentiell zu erfahren, was der Wille meiner Höheren Macht für mich war. Solange ich meinen Eigenwillen durchsetzen wollte, traf ich oft Entscheidungen, mit denen ich mir selber schadete. Das führte oft zu Frustrationen und Enttäuschungen und hatte zur Folge, dass ich meine ganze Energie dafür benötigte, um mein Leben zu bewältigen.

Natürlich musste ich erst einmal lernen zu unterscheiden, welche Eingebung von mir kam und was davon die Botschaft meiner Höheren Macht an mich war. Ich spürte, wie an diesem Punkt die Qualität des Gebets eine völlig neue Dimension erreicht hatte. Ich bat nicht mehr darum, das zu erhalten, was *ich* haben wollte, weil das für mich nicht funktionierte. Ich ließ los und hörte auf zu kämpfen …

Aber ich lernte auch sehr schnell, *was* für mich funktionierte. Wenn ich vor einer Entscheidung stand und darum bat, dass ich einen stärkeren Willen verspüren möge, wenn ich aus Sicht meiner Höheren Macht etwas Bestimmtes tun sollte, spürte ich dies tatsächlich. Meine Höhere Macht sprach nicht zu mir, wie ich es von einer normalen Konversation her kannte. Ich *spürte* ihre Botschaft durch die Wirkung, die sie auf mich hatte! Das konnte sowohl eine kleine Intuition sein als auch ein hartnäckiger Drang, etwas unbedingt tun zu müssen. Oder einfach eine leise Ahnung, ein bestimmtes Bauchgefühl, welches sich in mir ausbreitete. Meine Höhere Macht »passierte«, sie war kein abstraktes Gebilde im Himmel.

Es waren aber auch die ganz normalen Alltagssituationen, in denen ich im Gebet um Hilfe bat. Ich bat um die Kraft, die ich benötigte, um abstinent zu bleiben, wenn ich spürte, dass meine Gedanken sich zu sehr ums Essen drehten. Ich bat um den Mut, um anderen Menschen gegenüber zuzugeben, wenn ich im Unrecht war. Ich bat um die Fähigkeit, meiner Höheren Macht zu vertrauen, wenn die Verlockung, meine Arbeit im Programm zu vernachlässigen, mal zu groß wurde. Ich bat um die Bereitschaft, zu einem Meeting zu gehen, wenn ich es mir zu Hause zu gemütlich gemacht hatte; um die Beharrlichkeit, immer wieder aufzustehen, wenn ich hingefallen war; um die Weisheit, aus meinen Fehlern zu lernen; um die Fähigkeit, zu vergeben, wenn mir Unrecht wiederfuhr; um die nötige Toleranz, andere Menschen so anzunehmen, wie sie sind, und vieles mehr. Die Beziehung zu meiner liebenden Höheren Macht wurde mit der Zeit zum wichtigsten Anker in meinem Leben.

Ich merkte auch immer mehr, wie sich meine Einstellung von purer Selbstbezogenheit in Rücksichtnahme änderte. Etwas für andere zu tun, wurde immer wichtiger für mich, anstatt den Fokus darauf zu legen, dass es mir selber gut ging. Das Schönste, was ich mir für mein Leben vorstellen konnte, war, in Frieden mit mir selbst und mit anderen zu leben.

Rücksichtnahme bedeutete aber auch, dass ich die Einstellung mir selbst gegenüber geändert hatte. Ich brauchte meinen Körper nicht mehr zu malträtieren, weil ich ihn jetzt annehmen konnte, wie er war. Es gab für mich keinen Grund mehr, ihn zu kontrollieren, über ihn zu urteilen oder ihn gar abzulehnen und gegen ihn anzukämpfen. Im Gegenteil! Ich behandelte ihn mit großem Respekt und war voller Ehrfurcht über die Leistung, die er täglich erbrachte. Liebevoll kümmerte ich mich darum, dass er mit allem genährt wurde, was er wirklich brauchte. Alles, was ihm schadete, hielt ich von ihm fern, vor allem natürlich Zucker.

Als die Trennung von seiner Freundin offiziell war, fingen Paul und ich an, uns regelmäßig zu treffen. Er war der verständnisvollste Mann, der mir je begegnet war, und ich war verliebt bis über beide Ohren. Ich spielte von Anfang an mit offenen Karten und erzählte ihm von meiner Bulimie. Natürlich hatte ich Angst davor, dass er sich durch das Wissen über meine verrückten Essgewohnheiten angeekelt von mir abwenden würde. Aber genau das Gegenteil ist passiert. Paul zeigte großes Interesse an meiner Geschichte und an dem 12-Schritte-Programm. Er wollte so viel wie möglich darüber wissen, um mich noch besser verstehen zu können. Zwischen uns entwickelte sich eine derart intensive Beziehung, wie ich sie einem Mann gegenüber noch nie gespürt hatte.

Christiane freute sich sehr über mein neues Glück und gönnte es mir von ganzem Herzen. Auch daran musste ich mich erstmal gewöhnen, weil das eine völlig neue Erfahrung für mich war. Aber ich war sehr dankbar dafür, diese Erfahrung machen zu dürfen. Was für ein Geschenk! Ich durfte glücklich sein und ich durfte es zeigen, ohne dabei ein schlechtes Gewissen zu haben!

Das einzige, was ich bei aller Verliebtheit nicht vernachlässigen durfte, war die Schritte-Arbeit.

»Wir machen keine halben Sachen«, sagte Christiane. »Und Elf-Zwölftel-Sachen schon mal gar nicht! Wir haben nun elf Schritte gewissenhaft durchgearbeitet. Aber Glaube ohne Werke ist tot und daher ist es eine unserer wichtigsten Aufgaben, die Botschaft weiterzugeben. Darauf ist der zwölfte und letzte Schritt aufgebaut.«

Schritt 11:
»Wir suchten durch Gebet und Besinnung
unsere bewusste Verbindung zu Gott,
wie wir ihn verstanden, zu vertiefen.
Wir baten nur darum, dass wir Seinen Willen für uns erkennen,
und um die Kraft, ihn auszuführen.«

Zwölfter Schritt – die Kür

Es hat tatsächlich funktioniert! Ich durfte das Wunder der Genesung erfahren, und zwar auf allen drei Ebenen: körperlich, geistig und spirituell! Durch das Anerkennen meiner eigenen Machtlosigkeit und die Entscheidung, das Ruder meines Lebens in die Hände einer Höheren Macht zu legen, kam der Stein der Genesung ins Rollen. Nach und nach hat das 12-Schritte-Programm auf wundersame Weise die Leere ausgefüllt, die die ausgebliebenen Fressorgien hinterlassen haben. Was für ein Geschenk!

Hatte ich tatsächlich ein spirituelles Erwachen erlebt? In meinen Augen ja! Bevor ich ins Programm kam, war ich wie ein Schlafwandler. Ich hatte keine Kontrolle über das, was ich mit dem Essen tat, und ich hatte keine Kontrolle über mein Leben. Durch die Arbeit im Programm habe ich nach und nach eine Persönlichkeitsveränderung erlebt, wie ich sie nie für möglich gehalten hätte. Es ist, als hätte ich eine vollkommen neue Identität erhalten. Wenn ich in den Spiegel schaute, dann sah ich – im Gegensatz zu früher – in ein glückliches Gesicht und leuchtende Augen. Ich war aus einer Art Dämmerschlaf in eine völlig andere Bewusstseinsebene übergegangen – ja, das war für mich definitiv ein spirituelles Erwachen!

Das bedeutete aber nicht, dass damit meine Arbeit im Programm beendet war. Ich telefonierte nach wie vor fast täglich mit meiner Sponsorin, besuchte Meetings und nutzte all die Werkzeuge, die mir das Programm bot.

»Es ist gar nicht möglich«, betonte Christiane immer wieder, »dass man die Schritte-Arbeit gewissenhaft macht, ohne dabei eine Persönlichkeitsveränderung zu erfahren, die es uns erlaubt, unsere verrückten Essgewohnheiten hinter uns zu lassen.«

Sie hatte recht.

»Der schönste Teil des Programms kommt aber erst noch«, versprach sie. »Bei uns zu Hause gibt es einen kleinen See. Naja, es ist eher ein Ententümpel.«

Ich schaute sie mit großen Augen an. Mir war nicht klar, worauf sie hinauswollte.

»Der See ist trüb, und da er keinen Abfluss hat, stinkt er im Sommer nach faulem Wasser.«

Ich verstand immer noch Bahnhof. »Und was hat das mit dem zwölften Schritt zu tun?«, wollte ich wissen.

»Kennst du den Walchensee südlich von München?«, fragte sie zurück.

Natürlich kannte ich ihn! Einer der größten Alpenseen Deutschlands!

»Er ist fast 200 Meter tief und das Wasser ist trotzdem kristallklar und sauber. Weißt du auch warum?« Sie wartete meine Antwort nicht ab, sondern sprach direkt weiter:

»Weil er von vielen Wildbächen gespeist wird und selber Wasser an andere Gewässer abgibt.«

Jetzt fiel es mir wie Schuppen von den Augen! Ich hatte aber keine Möglichkeit, etwas zu sagen, da Christiane ohne Pause weitersprach:

»Wir können das Geschenk der Genesung nur behalten, wenn wir unsere Erfahrung mit anderen teilen. Der sicherste Weg, das zu behalten, was wir bekommen haben, ist der, es weiterzugeben. Gibt es etwas Schöneres, als es anderen zu ermöglichen, dieses Wunder ebenfalls zu erleben, und es dann gemeinsam zu genießen? Es gibt keine materiellen Reichtümer, die dir dieses Glücksgefühl und diese tiefe Befriedigung geben können, wie du sie spürst, wenn du anderen Menschen, die noch unter dieser Krankheit leiden, Kraft und Hoffnung gibst.«

»Jetzt ist mir auch klar, warum du dich die ganze Zeit so aufopferungsvoll um mich gekümmert hast«, erwiderte ich mit einem Lächeln.

Sie lächelte zurück. »Die Arbeit mit dir ist die beste Gesundheitsversicherung für mich. Solange wir zusammen im Programm arbeiten, kreisen meine Gedanken nicht ums Essen. Und gleichzeitig hast du durch mich den lebenden Beweis, wie gut das Programm funktioniert.«

Mir gefiel diese Idee sehr. Wenn ich auch nur einem einzigen Menschen mit meiner Erfahrung helfen konnte, dann war mein ganzes Leid nicht umsonst. Im Gegenteil! Meine Bulimie würde plötzlich zu meiner stärksten Waffe im Kampf gegen die Essstörung werden. Wer kann anderen Esssüchtigen besser helfen als jemand, der genau weiß, wie es sich anfühlt, wenn die Gier plötzlich übermächtig wird und man wie ferngesteuert Dinge tut, die ein gesunder Mensch niemals tun würde? Wer kann sich auf Augenhöhe besser mit anderen Süchtigen unterhalten als jemand, der dasselbe durchgemacht hat wie sie?

Ich hätte mich Christiane gegenüber niemals so öffnen können, wenn ich nicht das Gefühl gehabt hätte, dass sie ganz genau wusste, was in mir vorging. Wir waren Leidensgenossinnen, nur mit dem Unterschied, dass sie einen Weg aus der Krankheit gefunden hatte und ich am tiefsten Punkt meiner Bulimie-Karriere angelangt war.

»Ist dir denn klar, warum das der letzte Schritt in dem Programm ist?«, wollte Christiane wissen.

Ich überlegte kurz und sagte: »Ich könnte mir vorstellen, dass es darum geht, dass wir zuerst genesen müssen, bevor wir anderen helfen können. Korrekt?«

»Ganz genau. Wir können ja nur etwas weitergeben, was wir auch tatsächlich haben. Wenn wir selber noch nicht genesen sind, dann haben wir auch noch nicht die Fähigkeit, die Botschaft weiterzugeben. Im Gegenteil! Wenn ich zu früh damit angefangen hätte, hätte ich heute wahrscheinlich keine Freude mehr.« Ich schaute sie etwas verwundert an, worauf sie schmunzeln musste.

»Naja, dadurch, dass wir in der Schritte-Arbeit schon sehr früh Erfolgserlebnisse haben«, fuhr sie fort, »ist die Gefahr groß, dass wir übermütig werden und anfangen wollen andere zu missionieren. Ich hatte schon nach dem dritten Schritt das Bedürfnis, andere Süchtige zu retten, egal ob sie es wollten oder nicht. Gott sei Dank hat meine Sponsorin mich davon abgehalten, denn das wäre definitiv nach hinten losgegangen. Ich hätte damit mehr Schaden angerichtet als alles andere.«

Nach einer kurzen Pause fuhr sie fort: »Dadurch, dass ich anderen das Programm aufzwingen will, vertreibe ich sie eher, als dass ich sie darauf neugierig mache. Ich nehme ihnen dadurch die Chance, Genesung durch das Programm zu finden.«

Mir war die Wichtigkeit dieses Schrittes zum richtigen Zeitpunkt durchaus bewusst, dennoch hatte ich große Angst davor, ihn aktiv anzugehen. Ich wollte nichts falsch machen und fragte Christiane, ob es dafür so etwas wie einen Leitfaden gibt.

Sie musste lachen. »Ja, sei authentisch! Sei du selbst!«, forderte sie mich auf. »Du bist gut vorbereitet. Sämtliche Charakterfehler, die dich daran hindern würden, anderen zu helfen, wurden von dir genommen. Deine ganze Persönlichkeitsveränderung ist in erster Linie dafür da, dass du für andere so hilfreich wie möglich sein kannst. Keine Sorge, du kannst nichts falsch machen, weil es erst mal nur darum geht, einem anderen Süchtigen deine Geschichte zu erzählen und ihm damit Mut zu machen.«

»Und was ist, wenn er sie nicht hören möchte?«, wollte ich wissen.

»Dann ist er noch nicht so weit«, erwiderte sie. »Dann suche dir den nächsten. Wir bieten unsere Hilfe an, zwingen sie aber niemandem auf. Das ist ganz wichtig! Wir sind nur ein Werkzeug, durch das unsere Höhere Macht wirken kann.«

Sie hatte recht. Wenn ich auf unsere Anfänge zurückblickte, dann war ich diejenige, die den entscheidenden Anruf gemacht hatte, als meine Verzweiflung groß genug war. Christiane hatte nie versucht, mich zu überreden oder mir das Programm aufzuzwingen. Das hätte auch niemals funktioniert. »Ich kann nicht mit einer geladenen Waffe auf einen Mann zielen, und ihm dabei befehlen, eine Erektion zu bekommen«, hatte jemand mal in einem Meeting gesagt. Das brachte es sehr treffend auf den Punkt.

Für mich fühlte es sich so an, dass dieser Schritt die logische Konsequenz der erfolgreichen Genesungsarbeit war. Der Drang, meine Erfahrung weiterzugeben, entwickelte sich wie von selbst. Wie konnte ich denn all die Informationen, mit deren Hilfe mir mein Leben zurückgegeben wurde, für mich behalten, wenn ich damit ein weiteres Leben retten konnte?

»Das Geniale daran ist«, fuhr Christiane fort, »dass durch unser Bedürfnis, das Wunder der Genesung mit anderen zu teilen, gleichzeitig auch sichergestellt ist, dass sich das Programm weiterverbreitet.«

Damit traf sie mal wieder den Nagel auf den Kopf. Nach und nach fügten sich so die letzten Puzzlestücke zu einer Einheit zusammen. Aber eines fehlte noch …

»Der zwölfte Schritt beinhaltet noch mehr als das«, sagte Christiane. »Diesen Schritt zu machen, bedeutet auch, unsere neue Denkweise auf *alle* Aspekte unseres Lebens zu übertragen.«

»Du meinst, es geht darum, Hilfsbereitschaft, Vergebung und Dankbarkeit im Alltag zu praktizieren?«, wollte ich wissen.

»So ist es. Vor allem aber geht es um Vergebung, sie ist der Schlüssel zur Freiheit.« Um das noch mal zu verdeutlichen, fügte sie hinzu: »Stell dir vor, du sitzt eingesperrt in einem Gefängnis und siehst, dass von außen der Schlüssel im Schloss steckt. Du brauchst nur einmal durch das Gitter zu greifen und den Schlüssel zu drehen.«

»Ich muss also nur den Schlüssel der Vergebung drehen, um aus dem Gefängnis des Unrechts herauszukommen?«, fragte ich mit einem Augenzwinkern.

Christiane blieb ernst und ich räusperte mich etwas verlegen. Mir war durchaus klar, wie wichtig Vergebung war. Das hatte ich ja am eigenen Leib erfahren dürfen. Solange ich nicht vergeben konnte, hielt ich an meinem Schmerz fest. Ähnlich wie beim Bogenschießen. So lange ich den Pfeil (im übertragenen Sinne den Schmerz) festhielt, konnte ich auch nicht ins Ziel treffen (bzw. kommen) und damit auch den Schmerz nicht loswerden.

»Genau genommen haben wir drei verschiedene Schlüssel, um uns aus dem Gefängnis zu befreien«, fuhr Christiane fort. »Weißt du, welche ich meine?«

Ja, das wusste ich! »Ich kann vergeben und mich mit der betreffenden Person versöhnen«, sagte ich. »Das ist der erste Schlüssel.«

Christiane nickte zustimmend.

»Wenn eine Versöhnung nicht möglich ist, weil die andere Person sich dagegen sträubt, habe ich immer noch die Möglichkeit, einseitig zu vergeben und es damit gut sein zu lassen.«

Ich machte eine kurze Pause und fuhr fort: »Und wenn ich, wie in meinem Fall noch nicht vergeben kann, dann kann ich meine Höhere Macht bitten, es in meinem Namen zu tun.«

Der Aspekt der Vergebung war für mich schon fast zur Routine geworden. Ich musste gar nicht mehr groß darüber nachdenken, es war mittlerweile ein Prozess, der automatisch ablief, genau wie meine tägliche Dankbarkeitsliste.

Diese half mir dabei, zu erkennen, wie viel es in meinem Leben gab, für das ich dankbar sein konnte. Indem ich mich jeden Abend damit auseinandersetzte, lernte ich automatisch, mich auf die positiven Dinge im Leben zu konzentrieren. Das wiederum hatte den Nebeneffekt, dass ich mich dadurch zufriedener und glücklicher fühlte. Und weil es ja (im Gegensatz zum Multi-Tasking) kein »Multi-Thinking« gibt und man nicht mehr als einen Gedanken gleichzeitig denken kann, hatten negative Gedanken kaum noch eine Chance, sich in meinem Kopf festzusetzen. Das wirkte sich natürlich positiv auf mein ganzes Leben aus. Ich war einfach ein besserer Mensch geworden und ich fühlte mich dadurch unbeschreiblich gut. Mein Leben hatte plötzlich einen Sinn.

Anstatt jeden Moment damit zu verbringen, darüber nachzudenken, was ich als nächstes essen und auf welcher Toilette ich es erbrechen konnte, konzentrierte ich mich darauf, meinem Freund eine liebevolle Partnerin und auf der Arbeit eine angenehme Kollegin zu sein. Ich suchte immer nach Möglichkeiten, mich nützlich zu machen und anderen zu helfen.

»Eine der wichtigsten Eigenschaften, die durch die Arbeit im Programm ausgeprägt wird«, unterbrach Christiane meine Gedanken, »ist unsere Bereitschaft, anderen zu helfen.«

Ich nickte zustimmend mit dem Kopf.

»Dabei geht es gar nicht darum, den Helden zu spielen«, fuhr sie fort. »Oft reichen schon kleine Gesten der Hilfsbereitschaft aus, damit sich ein anderer Mensch besser fühlt. Eine herzliche Umarmung, ein Telefonanruf oder ein paar tröstende Worte können Wunder bewirken.«

»Und ganz nebenbei geht es uns dadurch auch besser«, fügte ich lächelnd hinzu.

»Ja, helfen hilft«, bestätigte Christiane. »Das geht irgendwann so ins Blut über, dass wir anderen Menschen automatisch helfen, egal in welcher Situation. Wir denken gar nicht mehr darüber nach, es passiert einfach. Der selbstlose Dienst an anderen ist zu einem Teil von uns geworden und er kommt wie ein Bumerang zu uns zurück. Das funktioniert aber nur, weil wir das Bedürfnis, andere Menschen zu beherrschen, losgelassen haben.«

Sie überlegte kurz, bis ihr eine Situation einfiel, die das widerspiegelte: »Da war zum Beispiel das Sportevent letztes Wochenende, bei dem es um einen Weltrekordversuch ging. Zu meinem Entsetzen wurde ich aber aus dem Team ausgeschlossen, weil ich nicht gut genug war. Mein erster Impuls war, alles hinzuschmeißen und nach Hause zu fahren. Ich bin aber trotzdem das ganze Wochenende dageblieben und habe mein Team unterstützt, wo ich nur konnte. Ich gehörte ja trotzdem dazu, auch wenn ich bei diesem Event im Hintergrund stand. Natürlich hat mein Ego dagegen protestiert. Aber ich war da, wo meine Höhere Macht mich haben wollte, das habe ich ganz deutlich gespürt. Mein Team fand das auch super und bestand sogar darauf, dass ich zum Schluss mit aufs Gruppenfoto kam.«

»Ein sehr treffendes Beispiel«, sagte ich. »Wahrscheinlich hätte ich genauso reagiert wie du. Ich glaube auch, dass der Wille meiner Höheren Macht für mich ist, dass ich liebevoll selbstlosen Dienst an anderen leiste, ohne die Erwartungshaltung, etwas dafür zurückzubekommen.« Nach einer kurzen Pause fügte ich hinzu: »Und sie möchte, dass ich glücklich bin.«

»Das möchte sie mit Sicherheit«, bestätigte Christiane. »Wobei die Betonung hier auf dem Wort selbstlos liegt. Ich kann keinem Menschen helfen, wenn ich es nur tue, um mein Ego aufzupolieren und weil ich das Gefühl liebe, gebraucht zu werden und Anerkennung zu bekommen. Ich habe lange gebraucht, bis ich den Unterschied verstanden hatte.«

Genau deswegen hatte ich auch so großen Respekt vor diesem Schritt. Denn, wenn ich die Botschaft an andere Süchtige weitergeben wollte, dann sollte ich mich auch nur darauf konzentrieren. Es ging darum, die Botschaft weiterzugeben, ohne mich selbst dabei in den Vordergrund zu drängen oder mich als besonders schlau darstellen zu wollen. Noch vor wenigen Monaten wäre ich dazu nicht in der Lage gewesen. Es machte also durchaus Sinn, warum dieser Schritt erst zum Schluss kam. Ich musste die Botschaft *leben*, damit erreichte ich viel mehr als mit Worten. Es würde nichts bringen, wenn ich begeistert von dem Programm erzählen, aber nicht danach leben würde. In einem amerikanischen Telefonmeeting beschrieb jemand aus dem Programm die Situation treffend mit: »*Talking the talk, but not walking the walk*«. Das konnte nicht funktionieren.

Die Menschen, die bewusst oder unbewusst Hilfe suchten, würden die Veränderung in mir bemerken, die sie sich für sich selbst auch wünschten, und dann von sich aus fragen, was mit mir geschehen war. Ich musste lediglich als Botschafterin des Programms zur Verfügung stehen. Aber das konnte ich nur, wenn ich im Vorfeld selber die Schritte gewissenhaft durchgearbeitet hatte.

»Es gibt noch eine wichtige Unterscheidung bei der Weitergabe der Botschaft«, klärte Christiane mich auf. »Da sind zum einen die vielen kleinen Dinge, die wir jeden Tag tun, um anderen zu helfen, abstinent zu werden und zu bleiben. Das können Telefonate sein, Gespräche im Meeting oder die Übernahme von Pflichten, die unserer Gemeinschaft helfen.« Sie machte eine kurze Pause und sagte dann mit tiefer Überzeugung in der Stimme: »Und dann gibt es noch die Königsklasse des Gebens – die Sponsorschaft.« Sie lächelte mich an und fuhr fort: »Es gibt keinen Dienst, der so befriedigend ist und mir mehr Seelenfrieden gibt, als einem anderen Menschen mit einem Essproblem auf seinem Genesungsweg zu begleiten.«

Mir war klar, dass ich diese Aufgabe auch bald übernehmen würde, auch wenn ich immer noch nicht wusste, wie ich das genau anstellen sollte. Für eine Sponsorschaft gab es unterschiedliche Vorgehensweisen und jeder musste den für ihn richtigen Weg wählen. Aber ich hatte ja zum Glück Christiane, die mich dabei unterstützen würde, und ich hatte das Blaue Buch der Anonymen Alkoholiker, in dem die Arbeit mit anderen sehr ausführlich beschrieben wurde. Selbst wenn Christiane mal keinen Rat wissen sollte, konnte sie immer noch ihre Sponsorin fragen, was zu tun war.

In dieser Gemeinschaft wird keiner im Stich gelassen.

Schritt 12:
»Nachdem wir durch diese Schritte ein spirituelles Erwachen
erlebt hatten, versuchten wir, diese Botschaft
an andere Essgestörte weiterzugeben
und unser tägliches Leben
nach diesen Grundsätzen auszurichten.«

Nachwort

Das Wunder, an das ich nie zu glauben gewagt hatte, ist tatsächlich geschehen. Nachdem ich fast mein ganzes Leben mit Hungern, Fressen und Kotzen verbracht hatte, erlebe ich nun seit einigen Jahren, was es heißt, ein Leben außerhalb der Besessenheit des Essens zu leben. Ich hatte mich schon fast damit abgefunden, meine Krankheit mit ins Grab zu nehmen, und fast wäre es auch so weit gekommen. Doch das Leben gab mir eine letzte Chance und dafür bin ich heute unendlich dankbar. Mein Genesungsweg war sehr steinig und oft bin ich nach einem Vorwärtsschritt zwei Schritte zurückgegangen. Aber ich habe tief in mir gespürt, dass es für mich der einzige Weg ist, um aus dieser Hölle zu entkommen. Ich habe durch das 12-Schritte-Programm nicht nur die Bulimie besiegt, sondern auch ein komplett neues Leben aufgebaut.

Heute bin ich glücklich verheiratet und habe meinen Platz auf dieser schönen Erde gefunden. Natürlich habe ich – wie wir alle – mit den kleinen und großen Herausforderungen des Lebens zu kämpfen. Das Leben ist nun mal voller Aufs und Abs, wie bei einem EKG – würde sich nichts bewegen hätten wir eine »Flatline« und wären tot. Der Unterschied zu früher ist einfach meine Einstellung dazu und wie ich auf die jeweilige Situation reagiere.

Es ist mir nicht leichtgefallen, meine Geschichte aufzuschreiben, und ich war ein paarmal kurz davor, alles hinzuschmeißen. Aber der Gedanke, dass ich damit einem anderen Esssüchtigen zur Genesung verhelfen könnte, gab mir die Kraft, es durchzuziehen.

Wir sagen in den Meetings immer: »*Nimm, was du brauchst, und lasse den Rest hier*«. Das soll auch meine Botschaft an Dich, liebe Leserin und lieber Leser, sein. Das 12-Schritte-Programm hat in dieser Form für mich funktioniert. Das heißt aber nicht, dass mein Weg auch Dein Weg sein muss. Vielleicht findest Du in diesem Buch aber einige Anregungen, die Dir helfen können, Deinen eigenen Weg aus der Sucht zu finden. Deinen ganz persönlichen Weg ZURÜCK INS LEBEN!

In Liebe, Nina

Selbsthilfegruppen

Die Sucht kann jeden treffen, quer durch alle Bevölkerungsschichten. Als Trostspender in schwierigen Zeiten gibt sie einem das (kurzfristige) Gefühl von Geborgenheit. Es ist ein schleichender Prozess, und wenn eine vermeintlich schlechte Angewohnheit zur Sucht wird, ist es meistens schon zu spät. Wenn man selber (oder als Angehöriger) merkt, dass die Sucht-Falle zugeschnappt hat, kommt man in der Regel ohne fremde Hilfe aus dieser Hölle nicht mehr raus.

Dann sollte man sich als Betroffener und/oder Angehöriger so schnell wie möglich Hilfe holen! Meist ist der erste Schritt der Gang zu einer (Sucht-)Beratungsstelle, einem Arzt oder einer Selbsthilfegruppe.

Mir persönlich hat der Austausch mit Gleichgesinnten, die genau dasselbe durchgemacht haben wie ich, geholfen, aus den Fängen der Sucht herauszukommen. Egal, in welcher Sucht Du gefangen bist, es gibt da draußen Menschen, die Dir helfen können! Du musst die ausgestreckte Hand nur annehmen.

Mehr Infos zu den Anonymous-Selbsthilfegruppen und dem 12-Schritte-Programm findest Du auf der Homepage: www.meinesucht.com

Disclaimer

Essstörungen wie Anorexie oder Bulimie sind schwerwiegende Krankheiten, die zum Tode führen können. Sie sollten unter medizinischer Aufsicht behandelt werden. Das in diesem Buch beschriebene 12-Schritte-Programm ersetzt nicht den Gang zum Arzt oder Psychologen. Es sollte als Ergänzung dazu genutzt werden. Die Autorin und der Verlag übernehmen keine Verantwortung für Schäden, die durch die Anwendung der in diesem Buch beschriebenen Methoden entstehen.